スピーディーに 簡単に
アレンジできる

人生の最期まで食事を楽しめるレシピ集

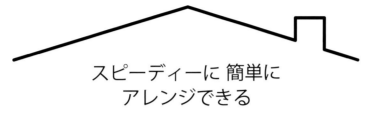

一般社団法人　日本在宅栄養管理学会　監修

はじめに

日本在宅栄養管理学会　理事長　前田佳予子

　日本在宅栄養管理学会は、日本で唯一の在宅医療における訪問栄養食事指導を実践するための学会であります。2023年3月31日現在、1900名を超える会員が在籍しております。

　本学会では、在宅での栄養管理の充実を図るために公益社団法人日本栄養士会と共同にて「在宅訪問管理栄養士」、高度な専門性を備えた「在宅栄養専門管理栄養士」を認定しております。認定を持った管理栄養士の方々は、在宅医療の現場で活躍されていますが、まだまだ他職種と比べますと在宅訪問管理栄養士の業務内容につきましては、十分にご理解されているとは、言い難い状況であります。

　当学会は、最期まで口から食べることを支援することを目標にしております。近年、人生の最期まで口から食べる意義が問われてい

ます。「食べられるのに食べさせられない」「食べられないのに食べさせられる」在宅療養者は多くいます。現実的には、食事が摂れなくなるような状況になると、食べさせると誤嚥の危険性があるといわれ、食べることをやめ、輸液を受けながら亡くなっておられる方もいることも事実です。

　誰もが抱く「最期のときまで、できればおいしいものを食べたい」という思いは当然であり、在宅療養者の生きがいの一つでもあります。「食べる」生きがいを人生の最期まで、できれば「死」を迎える直前まで叶えるためには、在宅医療を担うものが、それぞれの専門職の立場として支援していくことが重要であります。

　そこで、レシピ集は、例えばコンビニなどのように「いつでも、どこでも入手しやすい、

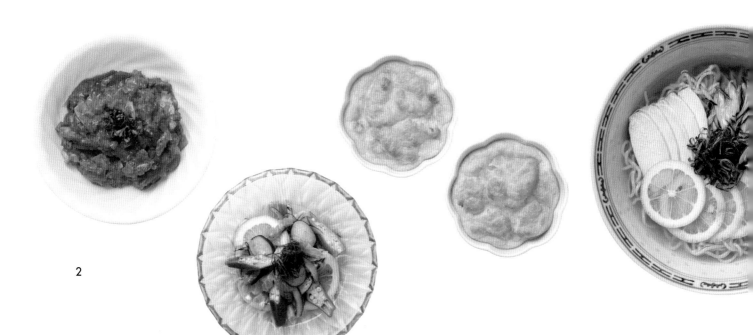

誰でも簡単でスピーディーに調理できる」を
コンセプトに在宅訪問栄養食事指導の際に療
養者本人・家族等からのリクエストされるレシ
ピを **1. 食欲不振、2. 吐き気・嘔吐、3. 口内炎・
お口のトラブル、4. 飲み込みにくさ、5. 腹部
膨満感、6. 便秘・下痢、7. 味覚・嗅覚の異常、
8. 呼吸苦**の 8 項目の症状に加えて、**9. お楽し
み**のレシピ数を増やし、レシピの内容を若干
見直して、学会として出版する運びとなりまし
た。

　ぜひ、この「レシピ集」を多くの方々が参
考にしていただき「食べたい、作ってあげた
いと思っている方、食べることができずに困っ
ている方に教えてあげたい」等の声に応えら
れるようにご活用いただければ幸いです。

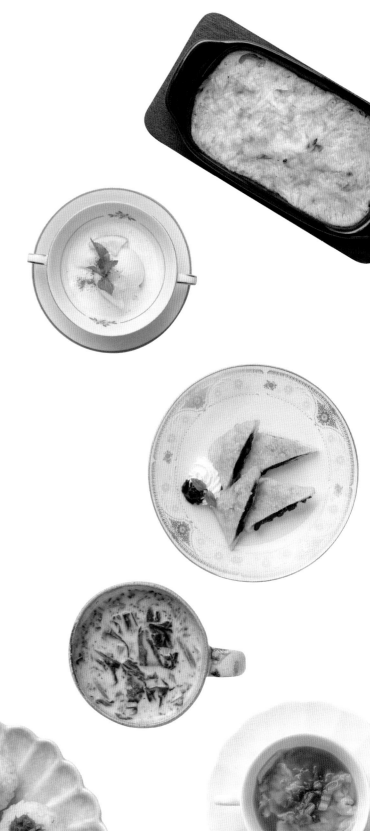

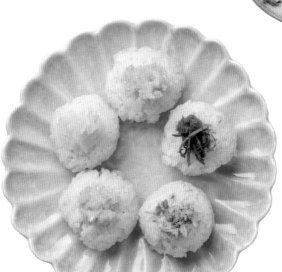

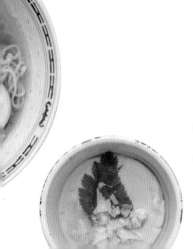

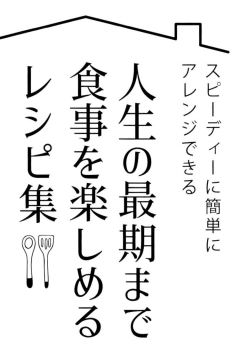

スピーディーに簡単にアレンジできる

人生の最期まで食事を楽しめるレシピ集

CONTENTS
- 目次 -

MENU

看取りとは

　「看取り」とは、治癒が難しい病気や障害によって死が迫った人のそばにいて、最期まで支え、見守ることを指します。人生の最終段階となり、多くの方が医療や介護のケアが必要になり、病状によっては、死への恐怖や苦痛を取り除く緩和ケアが必要になります。

　日本では、年々死亡者数が増加しており、死亡者数のピークを迎える2040年には、年間の死亡者数が約36万人に達すると予測されています。現在、約8割の方が病院で亡くなっていますが、平成29年度「人生の最終段階における医療に関する意識調査報告書」（厚生労働省）によると、約6〜7割の一般国民が自宅で最期を迎えたいと希望しています。（末期がん・心臓病・認知症の3つの前提条件で結果が異なる）[1]

　多くの方が「最期を自宅で迎えたい」と願っていますが、ほとんどの方が病院で亡くなっているということになります。同調査では「自宅以外で最期を迎える」ことを希望した理由として最も多いのが「介護してくれる家族等に負担がかかるから」という理由でした。「本当は家で過ごしたいけれど、家族への負担を心配して、病院で療養することを選択する」という現状が浮かんできます。これを受け、国は在宅医療を推進しており、家族が介護のために仕事を辞めなくても、24時間見守りや介護をしなくても、安心してご本人が最終段階まで自宅で過ごせるよう、医療や介護のさまざまな制度を整備しています。

　人生の最終段階になると、心身にさまざまな変化が起こります。食欲の低下や、むせ込みなどのほか、眠っている時間が長くなり、比較的身体機能が保たれていた方でも、死期が近づくと自力でトイレに行けなくなることもあります。病状によっては、点滴などの医療処置が必要になり、辛い痛みや呼吸苦などがあれば、医療用の麻薬などを使って和らげることもあります。

　どんなに重い病気であったとしても、紙飛行機が自然に風に乗り、ゆっくりと低空飛行してからそっと着地するように、苦痛から解放された穏やかな最期を、誰もが望んでいるのではないでしょうか。そのために、「食」が果たす役割は大きく、残された家族にとっても、大切な思い出になります。「亡くなる直前に大好物のあんこを食べたときの父の笑顔が忘れられない」と話すあるご家族は、「看取ることができた安堵と満足感で悔いはない」と話していました。看取り期に関わる管理栄養士は、その最後のワンスプーンを味わうお手伝いをしています。

看取り期の食事について

　人生の最終段階になると、心身にどのような変化が現れるのでしょうか。

死が近づいていることを示す兆候[2]

- ・ほぼ寝たきりの状態、
　または起き上がることが非常に困難
- ・非常に衰弱している
- ・食べたり飲んだりできなくなる
- ・嚥下（飲み込み）が難しくなる
- ・眠っていることが多くなる

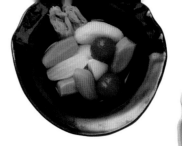
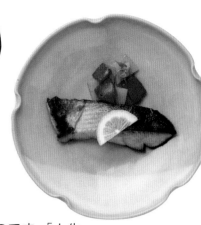

　もともとの病気の種類や病状によって、これらの兆候の現れ方は人それぞれですが、前述のような段階を経て、徐々に死へと近づいていきます。数日前までは難なく水を飲めたのに「むせ込みが見られるようになった」、あるいは「食べられなくなってきた」といった変化が現れると、残された時間があまりないことを示していると考えてよいでしょう。

　したがって「看取り期の食事」は、変化する食欲や嚥下機能、吐き気や胃腸症状などに臨機応変に対応していくことが求められます。また、末期のがんなどによって、耐え難い痛みや呼吸苦がある場合には、食事どころではありません。それらの症状を緩和する治療を受けながら、のどの渇きを癒し、食べたいものを安全に食べるための工夫が必要です。自力で歩けなくなったら車椅子を用意し、起き上がりが難しければリクライニングベッドを用意するように、「食と栄養」も、その方の状態に合わせたものを用意することで、「食べることの苦痛」を少しでも緩和することが求められます。

　しかし、手間暇かけて用意した食事も、食欲が低下して食べられないこともあります。そんなときには、「食べないとだめよ」とご本人を追い詰めることのないよう、介護する側の心構えも必要です。「栄養をつけないと」と焦るあまり、ご本人があまり好まない栄養ドリンクを、鼻をつまんで無理やり飲んでいるケースもありました。看取り期には、明日急変してお亡くなりになるかもしれません。その「好まない栄養ドリンク」が最後の食事になってしまうこともあるのです。「人生の最後に食べたい食事」は好物の食べものや思い出の料理ではないでしょうか。

　看取り期において、食事をとることは必ずしも「栄養をとる」という目的ではありません。身体機能だけでなく、栄養を消化吸収する力も低下していると、無理に栄養や水分を入れてしまうことで、身体がむくみ、痰が増え、かえってご本人の苦痛が強くなることがあります。そういった場合には、少しずつ栄養や水分の量を減らしていきます。飲み込みの障害や急激な食欲低下があったときには、点滴などで水分と栄養を補うこともできます。「食べること」そのものが苦痛であるときには、そういった方法を活用することも選択肢の一つです。

　死期が迫ると、さらに衰弱が進み、椅子に座って自力で食べることが難しくなることもあります。その場合は、食事の内容や形態だけでなく、安楽な姿勢を保持するためのポジショニングや、食べやすい食事介助の方法を知る必要があります。自力で歯磨きができない場合は、介護者による口腔ケアも必要です。身体機能の変化に合わせて、看護師やリハビリ職、歯科衛生士などが相談にのってくれます。「食べること」のサポートはすべての職種が関わることのできるケアです。

※1　平成29年度「人生の最終段階における医療に関する意識調査報告書」厚生労働省

※2　『死亡直前と看取りのエビデンス』
　　　森田達也　白土明美著　医学書院

この本の使い方

　在宅療養をされている患者さんの食事作りは、日々いろいろな苦労や葛藤があるのではないでしょうか。患者さんの状態が刻々と変化していくなかで、「おいしい！」の言葉に喜び励まされる日もあれば、箸の進まない様子に肩を落とし、悩んでしまう日もあります。

　このメニューブックは、「がんの方」や「認知症の方」など「病気別」のメニュー構成ではなく、看取り期に多く現れる症状ごとに、実際に訪問栄養指導の現場で生まれたレシピをもとにまとめたものです。

　例えば、「食欲不振」は疾患に関わらず、特に多く聞かれる症状の一つです。用意された定食風の食事を見ただけでおなかがいっぱいになり、さらに食欲が低下するケースも少なくありません。そんなときにはおにぎりを手毬寿司のように小さくまるめる（P15「小さな酢飯おにぎり」）などの工夫はいかがでしょうか。サイズを小さくすることで少しでも食べられたら、食べることの自信につながります。

　また、思い出に残る料理などは食欲を増進させてくれることもあります（P46 コラム「大好きだった煮豚を食べたい」）。このメニューブックには、携わった在宅訪問管理栄養士が経験したエピソードや、栄養豆知識なども盛り込まれています。懐かしい味を思い出すヒントになれば幸いです。

　吐き気や嘔吐の症状があるときには、嘔吐することを恐れて食べ控える方がいらっしゃいます。まずそういった症状を緩和する

ケアが優先されますので、適切な緩和ケアを受けたうえで、さっぱりとした梅やわさび、レモンを使ったのどごしのよいメニューも紹介しています。

　そのほかのメニューも、少しでも症状が緩和されるような工夫をちりばめ、症状と付き合いながら『食べる』ことにこだわっています。もし、レシピの味付けや固さなどがお口に合わない場合には、分量を自由に調整していただいて結構です。実際の訪問栄養指導の現場でも、介護者がどんどん「わが家の味」に変えて上手に活用されています。

　基本的には、食べたいときに食べたいものを食べられることが一番ですが、咀嚼や飲み込みに困難があり、そのままの食べものを食べられないこともあるでしょう。例えば、同じ果物でもジュレやコンポートにしてやわらかくしてみたら食べられたケースもあります（P48、49）。お楽しみメニューには果物やアイスクリームのほか、ビールやウイスキーもあります。このような嗜好品が「食べるきっかけ」になることも。私たちは、これらのメニューは「身体の栄養」というより「心の栄養」になるものと考えております。とろみのついたサイダーを気に入って、点滴が不要になった終末期の高齢男性もいらっしゃいました。心の栄養が、いつしか身体の栄養に変わることもあるのです。便秘がちな方には、水分や油分のほか、食物繊維を補うメニュー、飲み込みにくい場合はのどごしよく食べられるメニューをご提案しました。

　これらのメニューの中から、食べられそう

なものを選んで活用してみてください。

　最後に、毎日の療養生活の中で、すべて
を手作りにするのは大変です。料理をしてい
る時間がかえって気分転換になるとお話にな
る方もいらっしゃいますが、市販品をうまく
活用する方法もあります。在宅訪問管理栄
養士は、介護を行う方のキッチンへ出向いて、
オーダーメイドの相談と調理指導を行うこと
ができます。どうしたらいいのか悩んだとき
には、一人で悩まず、ぜひ地域の管理栄養
士にご相談ください。
　最後まで口から食べたいと願う方の食事作
りを応援します。

　このメニューブックが、これからの『食べる』
につながることを祈っています。

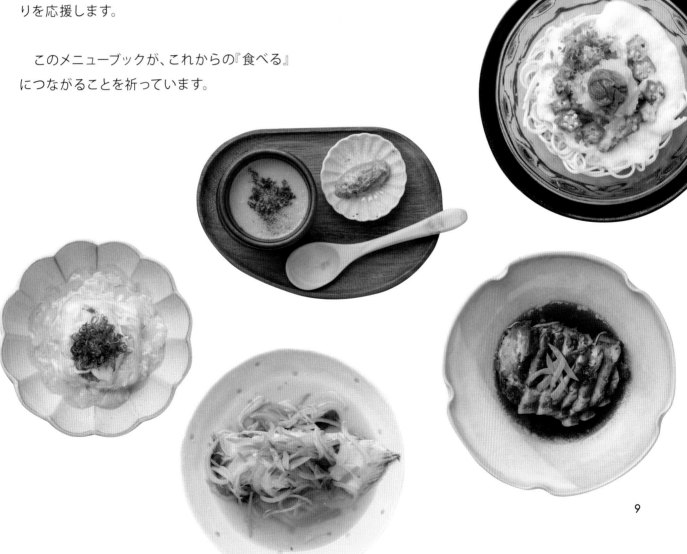

訪問栄養指導の制度と活用の方法

「管理栄養士が自宅にやってくる」…まだまだ馴染みのないことかもしれませんが、医師や訪問看護師のように管理栄養士も制度に則って訪問することができます。通院が困難な方に対して、いくつかの条件はありますが、医療保険・介護保険の両方の制度において、主治医がその必要性を認め、指示書を発行することで、在宅訪問栄養食事指導を受けられます。しかし、保険制度をご利用にならない場合は、この限りではありません。在宅訪問管理栄養士をお探しの際には、日本栄養士会ホームページからお近くの「認定栄養ケア・ステーション」を検索するか、都道府県栄養士会に尋ねてみるとよいでしょう。

全国の認定栄養ケア・ステーション
https://www.dietitian.or.jp/carestation/search/

さて、「看取り期に管理栄養士は必要なの?」と思われる方がいらっしゃるかもしれませんが、先にも述べたように、管理栄養士は最期まで口から食べることのお手伝いをします。医師、歯科医師、看護師、薬剤師、理学療法士・作業療法士・言語聴覚士、介護士ら在宅支援をする専門職とともに、住み慣れた場所での食生活をサポートします。

食べることの意味、それは単に栄養を摂ることだけではありません。一日のリズムを整えるための食事、治療が必要な方にはそれに耐えられる体力を蓄える食事、術後であれば傷の治癒力を高める食事、それから人と人をつなぐ「絆」としての食事もあります。

私たちは、患者さんの「食べたい」に応え、家族の「食べさせたい」気持ちに寄り添うこ

とを大切にしています。管理栄養士は患者さんのこれまでの嗜好や食習慣から、食べ慣れたお料理を食べられるスタイルでご提案します。見た目や香りも大切にしていきます。また、希望する方には、可能な限りご家族と同じメニューをベースにすることで、患者さんとご家族の間に、「同じものを食べている」という安心感とともに食卓を囲む喜びを感じていただきたいと願っています。

「食べる」を支えるには医師や看護師以外にも多くの職種が関わります。

お口の中の専門職は歯科医師・歯科衛生士で、「食べるための口」を作ってくれます。リハビリ職は、食べやすい安楽な姿勢を作るほか、筋肉の緊張を緩和するマッサージを実施・指導してくれます。薬剤師は味覚等に変化を与える薬剤がないか、食欲を邪魔するような薬剤はないかなどのチェックを、訪問介護士は食事の支度や食事介助を行います。そして、管理栄養士は、栄養管理(栄養状態の評価と栄養ケアの提案)と食形態の変更、食事環境を整える支援と教育を行います。これらの職種が全員揃わないこともありますが、患者さんそれぞれの「食べる」を支えるチームを作ることが大切です。

介護保険を利用する場合は、ケアプランに「訪問栄養食事指導のサービス」を加えてもらう必要があります(正式名称は「居宅療養管理指導」と呼びます)。医療保険の場合は、ケアプランに記載する必要はありませんが、どちらの場合にも保険を利用する場合には主治医の「訪問栄養食事指導指示書」が必要となります。

訪問栄養食事指導の種類

要介護認定		あり			なし		
適用保険		介護保険 居宅療養管理指導　（1単位＝10円）			医療保険 在宅患者訪問栄養食事指導		
算定額		①単一建物居住者1人の場合	②単一建物居住者2人以上9人以下の場合	③①②以外の場合	①単一建物診療患者1人の場合	②単一建物診療患者2人以上9人以下の場合	③①②以外の場合
	I	544単位	486単位	443単位	530点	480点	440点
	II	524単位	466単位	423単位	510点	460点	420点
実施機関		居宅療養管理指導事業所			医療機関		
管理栄養士の所属等	I	居宅療養管理指導事業所に所属する常勤または非常勤			かかりつけ医と同一の医療機関に所属する常勤または非常勤		
		栄養ケアステーション（日本栄養士会、都道府県栄養士会）又は他の医療機関					
	II	I 以外の介護保険施設 （施設サービスの人員基準を超えて管理栄養士を置いている。又は常勤の管理栄養士を1名以上置いている場合）					
医師の指示事項		栄養ケア計画に基づいた指示			患者ごとに適切なものとし、熱量・熱量構成、蛋白質、脂質その他の栄養素の量、病態に応じた食事の形態等に係る情報のうち医師が必要と認めるものに関する具体的な指示		
実施内容		・関連職種と共同で栄養ケア計画を作成し、交付 ・栄養管理に係る情報提供及び指導または助言を30分以上行う ・栄養ケア・マネジメントの手順に沿って栄養状態のモニタリングと定期的評価、計画の見直しを行う			・食品構成に基づく食事計画案または具体的な献立を示した食事指導せんを交付 ・食事指導せんに基づき、食事の用意や摂取等に関する具体的な指導を30分以上行う		
対象		通院または通所が困難な利用者で、医師が、厚生労働大臣が別に定める特別食を提供する必要性を認めた場合または当該利用者が低栄養状態にあると医師が判断した場合に対象となる 指導対象は患者または家族など			通院が困難な患者であって、別に医師が定める特別食を提供する必要性を認めた場合に対象となる 指導対象は患者または家族など		
対象食		腎臓病食、肝臓病食、糖尿病食、胃潰瘍食、貧血食、膵臓病食、脂質異常症食、痛風食、心臓疾患などに対する減塩食、特別な場合の検査食、十二指腸潰瘍に対する潰瘍食、クローン病および潰瘍性大腸炎による腸管機能の低下に対する低残渣食、高度肥満症食（肥満度が40％以上またはBMIが30以上）、高血圧に関する減塩食（食塩6g未満）					
		経管栄養のための流動食、嚥下困難者（そのために摂食不良となった者も含む）のための流動食、低栄養状態に対する食事			フェニールケトン尿症食、楓糖尿食、ホモシスチン尿食、ガラクトース血症食、尿素サイクル異常症食、メチルマロン酸血症食、プロピオン酸血症食、極長鎖アシル-CoA脱水素酵素欠損症食、糖原病食治療乳、無菌食 がん、摂食・嚥下機能低下、低栄養		
給付限度		月2回					

平成26年度老人保健事業推進費等補助金　老人保健健康増進事業
管理栄養士による在宅高齢者の栄養管理のあり方に関する調査研究事業
「地域における訪問栄養食事指導ガイド」より一部改変

食事作りのポイント

看取り期の食事は、刻々と変化する体調に臨機応変に対応していくことが求められます。つい数日前までは好んで食べていた料理も、「今は食べられない・食べたくない」といったことも起こります。したがって、食べものの大きさや固さ、のどごし、温度、盛り付けなどを工夫することで、その変化に対応することが「食事作りのポイント」です。そんなときに役立つのが、便利な調理器具やとろみ剤などの食材の形態を調整する製品です。

病院や介護施設などでは、実際にこれらを活用して「飲み込みやすい食事」を作っています。調理をする余裕がない場合は、レトルトの介護食を活用してもよいでしょう。レトルトの嚥下食を絹ごし豆腐にかけて「あんかけ豆腐」にするなど、料理の一部として利用することもできます。

※写真は一例です。

あると便利な調理器具

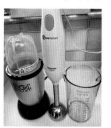

ハンドブレンダー ミキサー
食品をペースト状にするのに役立ちます。

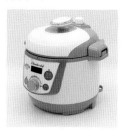

圧力鍋（やわらかさん）
通常の鍋で煮るよりも食品が早くやわらかくなり、咀嚼力が低下しても食べやすい料理を作ることができます。

あると便利な食物形態調整食品

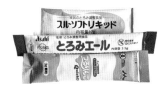
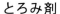

とろみ剤

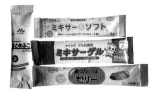

ゲル化剤

[非加熱ゲル化剤と酵素入りゲル化剤]

非加熱ゲル化剤：
ミキサーにかけるときに添加するだけで、ぽってりとしたジェルやムース状の形態を作ることができます。

酵素入りゲル化剤：
ごはんや芋類など、炭水化物を多く含む食品をミキサーにかけると粘りがでますが、酵素の力でその粘りをとり、なめらかでべたつかないペーストに加工することができます。

あると便利な市販の介護食品

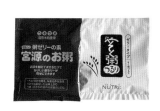

乾燥お粥の素など

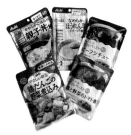

おかずになるレトルト介護食

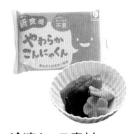

冷凍ムース素材
はじめからムース状になっている、やわらか素材で作った炊き合わせ

MENU

01

食欲不振

　その日の体や心の具合が悪いときだけではなく、天候や気温などの影響を受けて、食欲が低下することは、誰にでもあると思います。特に高齢者は抱えている疾患や、薬の副作用によるもの、嚥下状態の低下や気力・体力の低下によるものなども加わり、食欲不振を招きやすい状態にあります。そんなとき、家族や周りの人は、食べてほしいけど食べてくれない、どうしたらいいの？　と頭を抱えることになります。食べられない日が続くと、本人も不安な気持ちになるのではないでしょうか。食欲がないときに、食べられそうなもの、例えばゼリーやアイスなどを、普段から用意しておくと安心です。本人の好きなものを知っておくのも大切です。ちなみに私の場合の唯一口にできるものは、スポーツドリンクとスナックパンで、寝込むと必ず娘が用意してくれるので助かっています。

　私が出会った方々は、数日の間ですが、「素麺なら食べられそうや」と毎食温かい素麺を食べていたり、「あんパンやったら食べられる」と毎食あんパンを食べていたり、「ご飯は喉を通らんけど酢飯やったら食べられそうや」と小さな酢飯のおにぎりを2個だけ食べる方など様々です。なかには、「今まで欲しいと思わんかったけど、なぜかコンビニのサンドイッチなら食べられた」という方もいました。もちろん、味は重要ですが、体調が悪いときは、においや温度にも敏感になる方が多いように思います。温かいものを体が受けつけないときは、冷やしてみるなど、調理の工夫で食べられる場合もあります。しかし食欲がないときに、無理やり食べさせようとするのは逆効果です。食べたものを吐いてしまったり、体調を悪化させてしまっては意味がありません。何とか食べてほしいという気持ちはわかりますが、そこはぐっとこらえて一度に食べられなくても、まずは一口から始めて、少量ずつを何回かに分けて食べるなど、体調に合わせて試してみてください。食欲不振が、一時的なもので回復される方もいらっしゃいますが、食欲不振から始まり、だんだん食べられなくなっていった方に出会うたび、最後の一皿、最後の一口が、ご本人の食べたいもので良かったと思うことや、わかっていれば、何か食べてもらえたのではと後悔することもあります。

　紹介させていただくレシピがお役に立てれば幸いです。

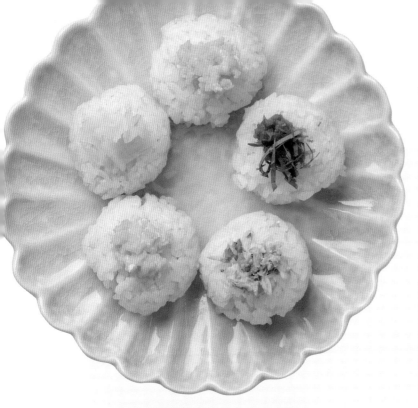

色あざやかでコロコロかわいい

小さな
酢飯おにぎり

エネルギー	330kcal
たんぱく質	9.6g
脂質	3.7g
炭水化物	60.9g
塩分	1.4g

材料（1人分）　所要時間 20 分

ご飯	150 g（茶碗軽く1杯）	A 卵	1/4 個	生姜の甘酢漬け 5g
すし酢	大さじ1	A 牛乳	小さじ1	ねり梅　2.5g
鮭缶	10 g	A 塩	少々（0.1g）	青しそ　1/2 枚
白すりごま	ひとつまみ	A 砂糖	少々（0.5g）	

1 温かいご飯にすし酢を混ぜる。鮭缶はほぐして、ゴマと和える。生姜の甘酢漬け、青しそは千切りにする。

2 炒り卵を作る。Aを混ぜ、小鍋に入れ中火にかける。まわりが固まり出したら4〜5本の箸でかき混ぜる。

> 焦げそうなら、火からおろして混ぜます。

3 酢飯を5つに丸めて、具材をのせる。

> ラップを使うと簡単に丸められます。

ADVICE

上にのせる具材は、好みで色々替えてみてください。

食欲に合わせて、酢飯のみのおにぎりでも OK。
食欲がないときは、食べる全体量が少ないので、
塩分はあまり気にしなくても大丈夫です。

炒り卵の作りやすい分量

卵1個、牛乳大さじ1杯、
塩ひとつまみ、砂糖小さじ1杯弱

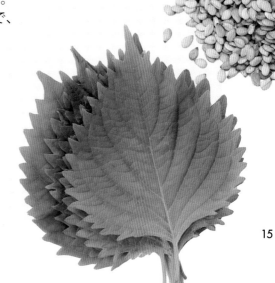

電子レンジで簡単仕上げ
冷やしてもおいしい
茶碗蒸し

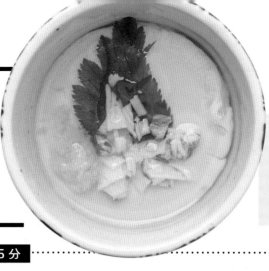

エネルギー	90kcal
たんぱく質	6.6g
脂質	4.3g
炭水化物	5.6g
塩分	0.6g

材料（1人分）　所要時間 15 分

卵	1/2 個	かにかま	5g	A みりん	2g
豆乳	75cc	おろし生姜	お好みで	片栗粉	1g
白だし	小さじ 1/2	A だし汁	30cc		
三つ葉	2g	A 薄口しょうゆ	1.5g		

1 卵、豆乳、白だしを混ぜる。かにかまは食べやすい長さに切り、ほぐす。

2 器に入れ、ラップをしてレンジにかける。500Wで1分30秒（蒸し器の場合は12分）2分蒸らし、緩いようならレンジにかける。

3 Aを火にかけ、煮立ったら水溶き片栗粉を加える。2にあんをかけ、生姜、三つ葉をのせる。

COLUMN 献立の中で、茶碗蒸しは評判が良く、食欲がない方でも残さず召し上がられます。自宅で茶碗蒸しを作るのは、少し面倒だと思われるかもしれませんが、ここに紹介した茶碗蒸しはレンジで簡単に出来上がります。栄養価を上げるために豆乳で作りましたが、だし汁であっさり仕上げるのもいいし、家の冷蔵庫にある牛乳で作っても、おいしいです。

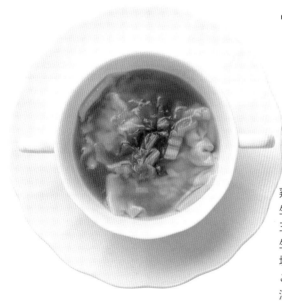

のどごしなめらか
ワンタン

エネルギー	148kcal
たんぱく質	8.6g
脂質	4.1g
炭水化物	20.7g
塩分	0.5g

写真は
1/2 量です。

材料（1人分）　所要時間 20 分

鶏ミンチ	30g	片栗粉	1g
生椎茸	10g	ワンタンの皮	5枚
玉ねぎ	25g	白菜	50g
生姜	5g	中華スープ	200cc
塩	少々（0.2g）	A 酒	3g
こしょう	少々	A 醤油	2g
酒	2g		

1 椎茸、玉ねぎ、生姜はみじん切り、白菜は短冊切りにする。鶏ミンチに塩、こしょう、酒を混ぜる。

2 1に片栗粉を混ぜ、ワンタンの皮で包む。

3 沸騰した中華スープに2と白菜とAを加え煮る。ワンタンが浮き上がったら、さらに2分ほど火にかける。

COLUMN その名のとおり、のどごしなめらかなワンタンです。生姜が効いていて、食欲がないときに食べやすい味付けです。ワンタンは多めに作っておいて、冷凍保存ができます。

華やかさもある さかな料理

鮭の塩麹ムニエル

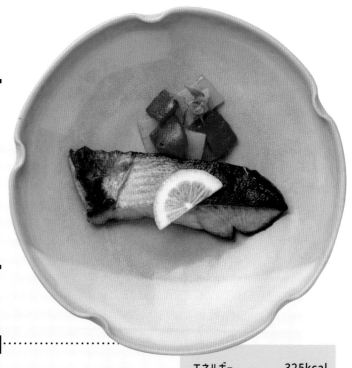

材料（1人分）　**所要時間 20 分**

生鮭	80g	パプリカ赤	30g
塩麹	10g	パプリカ黄	30g
小麦粉	8g	レモンスライス	5g
サラダ油	10g	ミントの葉	

エネルギー	325kcal
たんぱく質	17.5g
脂質	25.6g
炭水化物	12.3g
塩分	1.4g

1 生鮭に塩麹を塗り冷蔵庫に 10 分置く。

2 パプリカ赤・黄をガス火で焼く。

3 焼いたパプリカを水にさらしながら薄皮をむいて、一口大に切る。

4 生鮭の塩麹を水でさっと洗い、クッキングペーパーで軽く押さえる。

5 ビニール袋に小麦粉と生鮭を入れ、軽くふる。

6 フライパンに油をしき、生鮭の皮から焼き、残った油でパプリカを炒める。

7 器に盛り付け、レモンスライス、ミントの葉を飾る。

COLUMN

塩麹に 10 分程度漬けて焼くだけで魚の臭みもなく、焼いた魚も硬くなく食べやすいです。

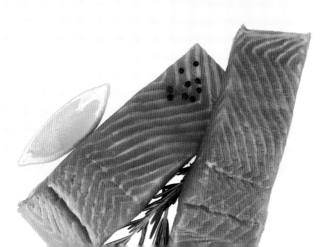

02

吐き気・嘔吐

強い吐き気のあるときは、無理に食事をとらず、吐き気が軽減し、気分が良いときに食べられるものを食べることです。また、3食の食事にこだわらず、体調の良い時間帯に食べることもおすすめです。

また、リラックスできる場所などで環境を変えて食事をとるのも良い方法です。食事量についても一度に多くを食べようとせず、少量ずつ小分けし、数回に分けて食べやすいようにするといった工夫も大切です。

特に、吐き気の強いときには、消化の良いものを選びます。消化の悪い食品を摂取すると、胃の中に食物が留まっている時間が長くなってしまい、吐き気の症状が起こりやすくなります。消化の良い食品には、食物繊維や脂質が少ない食品を選びましょう。食物繊維が少なく、消化の良い食品には、やわらかめの米飯やおかゆ、脂の少ない白身魚のたい、たら、カレイなど、肉類ならば脂身の少ないささみやひれ肉、もも肉など、大豆製品では豆腐、卵、野菜類では大根、人参、白菜、キャベツなどがおすすめです。

また、においの強いもの、胃酸の分泌を促すような香辛料（こしょう、とうがらしなど）、甘みの強い食べもの、塩辛い食べもの、レモンなどの柑橘類といった酸味の強い食べものはできる限り避けましょう。

特に、吐き気と嘔吐を伴う場合には、食欲も低下している場合が多いですので、水分摂取不足になりがちです。飲水に心がけ、水やお茶、スポーツ飲料などの水分をこまめに摂取しましょう。水分を摂取する方法として、飲水に限らず、水分を多く含む乳製品のヨーグルトや、果物類ではりんご、バナナ、ももなどを摂取したり、コンソメスープやすまし汁、みそ汁などの汁物類を食事に取り入れるのもよい方法です。

また、これらのおすすめの食品や料理を摂取しても、よく噛まず、大量に食べれば消化不良やダンピング症状が起きることもありますので、ゆっくり良く噛んで食べましょう。

酢ひかえめで食べやすい

わさびいなり

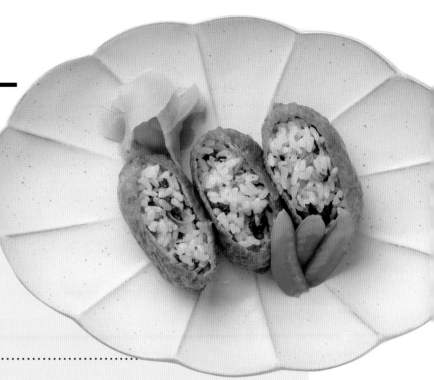

材料（1人分）　所要時間 45 分

米	50 g		わさび	1 g		小松菜	30 g
（すし酢）			油揚げ	1.5 枚（25 g）		人参	15 g
☆酢	20 g		しょうゆ	8 g		すし生姜	20 g
☆砂糖	10 g		みりん	5 g			
☆塩	0.5 g		砂糖	3 g			

1 温かい米飯にすし酢（☆）、わさびを混ぜ合わせる。

2 油揚げをしょうゆ、みりん、砂糖で煮て、半日程度冷蔵庫で保存する（市販を利用してもよい）。

3 小松菜をみじん切り、人参を千切りに切り、油揚げの残った調味液で煮て、冷めたら酢飯に混ぜる。

4 寝かせた油揚げを半分にカットし、**3** を詰める。

エネルギー	366kcal
たんぱく質	10.2g
脂質	9.1g
炭水化物	57.6g
塩分	1.7g

COLUMN

わさびをすし飯に混ぜ合わせることで、野菜の臭みも消え、ピリ辛のさっぱりとしたすし飯になります。特に酸味が強いと、吐き気の症状が増す場合もあるので、酢は控えめにします。また、油揚げの甘みも抑えたすし揚げで包みます。また、一度に食べず、何回にも分けて食べることができるので、吐き気が落ち着いたときに時間を決めず摂取できるメニューです。

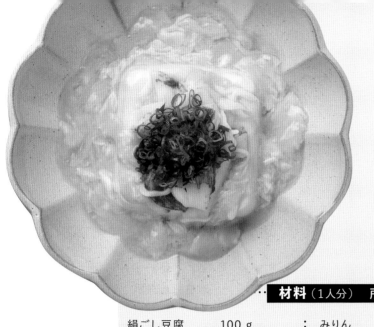

ふわふわとろとろの優しいハーモニー

絹ごし豆腐の

かに玉あんかけ

材料（1人分）　所要時間 20 分

絹ごし豆腐	100 g		みりん	3 g
かにかまぼこ	20 g		おろし生姜	3 g
卵	1個（50 g）		酒	5 g
だし汁	60 g		片栗粉	3 g
シャンタン	1.5 g		あさつき	5 g
しょうゆ	3 g			

エネルギー	182kcal
たんぱく質	11.6g
脂質	8.6g
炭水化物	24.5g
塩分	1.6g

1 豆腐はあらかじめ蒸すか茹でておく。

2 卵を溶き、片栗粉を半量入れよくかき混ぜる。

3 だし汁にカニ缶を入れ、シャンタン、しょうゆ、みりん、生姜を加える。

4 3を沸騰させ、水に溶いた片栗粉を入れて、さらに2の溶き卵を加え全体に火が通ったら火を止める。

5 豆腐に4をかけてあさつきを添える。

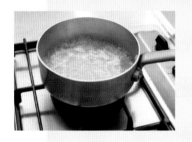

COLUMN

卵や豆腐は手軽に手に入りやすいこと、また消化が良く、調理時間も短い食材ですので、在宅では使いやすい食材です。特に、卵は調理方法により消化にかかる時間が変わります。半熟と固ゆで卵とを比較すると半熟卵の方が消化にかかる時間は短くなります。また、味付けも好みにより、和風だし、中華だし、洋風だしなどにアレンジが可能です。

食欲がなくても食べやすい

ふわふわ レモンスフレ

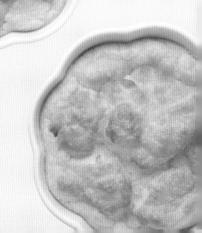

材料（1人分）　所要時間 40 分

卵黄	1個分（32 g）
卵白	1個分（18 g）
国産レモン	1/2個
サラダ油	10 g
ふるった小麦粉	10 g
砂糖	10 g
バター	5 g

エネルギー	309kcal
たんぱく質	7.6g
脂質	19.6g
炭水化物	24.1g
塩分	0.3g

※1個分の栄養量

温かくしても食べられる

冷たい
梅とろろめん

···· **材料**（1人分）　所要時間 20 分 ····

ひやむぎ（乾めん）	60 g	オクラ	15 g
梅干し	15 g	糸けずり	0.5 g
長芋	40 g	めんつゆ（ストレート）	60 g
大根	50 g	おろし生姜	3 g

1 ひやむぎは沸騰した
お湯で茹で、ざるに
上げて氷水で冷やす。

2 大根・長芋は皮をむいて
すりおろす。

3 オクラはさっとゆでで、
1cm程度の輪切りに
切っておく。

4 めんつゆに
おろし生姜を
混ぜ合わせる。

5 うどんにとろろいも、大根おろし、
オクラ、糸けずり、梅干しを添えて、
4のつゆをかけて出来上がり。

COLUMN

うどん、そうめん、ひやむぎなどは食欲がないときに、冷たくまたは温
かくしても食べやすい料理です。また、これらの食品は非常時にストック
できる食材としてもおすすめです。今回はひやむぎを使い、トッピング
にとろろ芋や大根おろしを加えました。とろろ芋や大根おろしに含まれ
る消化酵素により消化を助け、のどごしも良くなります。

エネルギー	275kcal
炭水化物	5.5g
たんぱく質	1.2g
脂質	29.7g
食塩相当量	3.9g

1 バターを器全体に塗る。

2 卵は卵黄と卵白に別々の
ボールに分けておく。

3 レモンは皮をすり、
果汁を絞る。

4 卵黄に砂糖半量と油を加え
て泡立て器でよく混ぜる。

5 4にレモン汁とレモンの
すった皮を混ぜ合わせる。

6 卵白は別のボールに泡立て器で
泡立て、角がたつ程度のメレンゲ
を作る。

7 6のメレンゲに残りの砂糖を
入れ、よく混ぜ合わせる。
※メレンゲをつぶさない程度

8 5に7のメレンゲを1/3
程度ずつ加え、さっくり
混ぜ合わせて器に入れる。

9 170℃のオーブンで
15分から18分焼く。

COLUMN

軽いスフレなので、スプーンを使って食べることをおすすめします。少し冷やすと、
レモンの果肉と果汁がたっぷり入っているので、さっぱりした味わいです。特に、
吐き気が軽減し、エネルギーを摂りたいときにおすすめです。

03

口内炎・お口のトラブル

　口内炎ができてしまい口の中が痛くて食べられないときの工夫は、口の中を刺激しないように熱いもの・冷たいもの・固いもの・酢が多く含んでいる食べもの・香辛料が強いもの・塩分が多いものは避けましょう。

1 主食は、やわらかいご飯や、お粥、おじや、雑炊、フレンチトーストが食べやすいです。
2 フライ・唐揚げなど衣が付いていて口の中を傷つけるようであれば卵とじや、あんかけにすると食べやすくなります。
3 味付けはだし汁を使い、薄味でもおいしく食べられるようにします。
4 果物は、砂糖煮・ワイン煮やすりおろすといいです。

　口の中の乾燥があり、食べづらいときは、甘味・酸味・塩味が多いものは避けてください。調理の工夫としては「蒸す・煮る」の方法で水分を多く摂られる方法を選んでみてください。固い食べものは、野菜ソースやマヨネーズ・ヨーグルトソース・ドレッシングで和えると良いでしょう。この本のレシピは、壊れた細胞を再生するためのビタミンも効率的に入れた献立の紹介をしております。

　レシピの工夫と同時に口の中を清潔にすることが大切です。うがいをしたり、やわらかいブラシでブラッシングしたり、口腔テッシュで拭ったり、保湿ジェルやスプレーを使用してみてください。

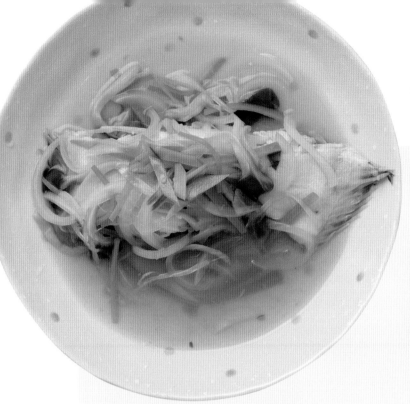

ふわふわカレイとあんが胃にやさしい

蒸し魚の
あんかけ

エネルギー	115kcal
たんぱく質	14.6g
脂質	0.9g
炭水化物	13.0g
塩分	2.0g

材料（1人分）　所要時間 20 分

カレイ	60g（1 切れ）	（しょうゆあん）		ヒラタケ	20g
塩	0.5g	だし汁	200cc	さやえんどう	3 枚
		玉ねぎ	30g(1/8 個)	めんつゆ	30cc
		人参	20g	片栗粉	4g

1 カレイに塩を振り
下処理をする。

2 玉ねぎは皮をむいて
薄切りにする。

3 人参は皮を
千切りにする。

4 さやえんどうはさっと
ゆでで、0.5cm 程度の
千切りに切っておく。

5 フライパンに火をつけて
だし汁へめんつゆを入れ
2〜3 を入れ
やわらかくなるまで煮る。

6 5 に 1 を入れ蒸しあがっ
たら溶き片栗粉を入れて
とろみをつける。
火を止めて器に盛る。

7 4 を添えて出来上がり。

ADVICE

カレイはやわらかく蒸すことによ
りさらにお口にやさしく刺激が
少なくなります。あんは熱が冷め
にくいので冷ましながら食べるこ
とをおすすめいたします。

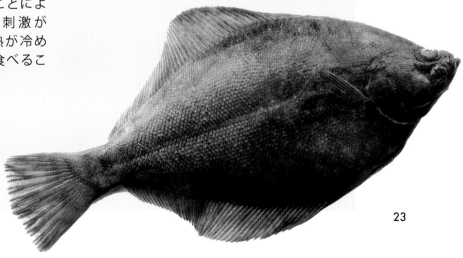

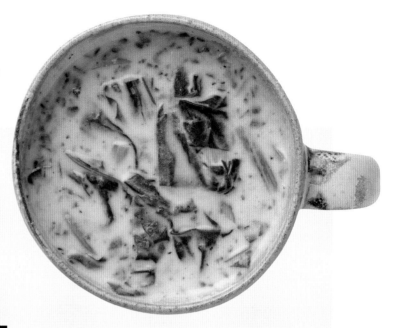

手間いらずでお口に優しい味

ほうれん草の
クリーミー
チーズ煮

材料（1人分）　　**所要時間 10 分**

ほうれん草	80g	粉チーズ	10g
水	100cc	即席スープ	1袋
牛乳	100cc	（ほうれん草のポタージュ）	
おからパウダー	10g		

エネルギー	196kcal
たんぱく質	11.0g
脂質	9.4g
炭水化物	17.5g
塩分	1.4g

1 ほうれん草は洗い茹で1cm程度の長さに切っておく。

2 鍋に水・牛乳を入れ温まったらおからパウダーと即席スープを入れる。

3 2に1を入れ温まったら粉チーズを入れて煮込む。

EPISODE

　訪問管理栄養士とよみの七夕（7月7日）になると思い出すエピソードです。

　舌がんの終末期娘様と二人暮らしの女性。娘様があれこれと考えてお料理を作ってくださっていました。娘さんが席を外したときに、ご本人が、「それがとても負担。娘にも悪いし」と話され、「口の中が痛くて食べられない…」「食べないと娘に申し訳ない」とさらに言葉を重ねました。「こんなこと誰にも言えない」、と涙を流されます。それとなく娘様にそのお話をさせていただき（もちろん、ご本人の承諾を得て）そこで、お口にやさしい＆少量で栄養がいっぱいとれる手軽で温めるだけで良いスープを娘様と一緒に作ってみました。最初は気が進まない様子でしたが「インスタントでも良いお味」と納得され、お母様と食卓を囲んでおられました。お母様へ、今のお口の中と体の状態と娘様への思いをお話することを勧めて訪問先を後にいたしました。

　そんな出来事があった3週間後、急変され娘様が見守るなか他界。7月7日。娘様からお電話を頂戴してご自宅へ訪問させていただきました。「母も私も（娘様）とよみさんの次の訪問を楽しみにしてました」と、深々と頭を下げられ、「母の私への気遣いと思いを知りました。また、会いに来てください」と。

　最終章のお互いの思いが詰まっている1スプーンに出会うことができた一品です。

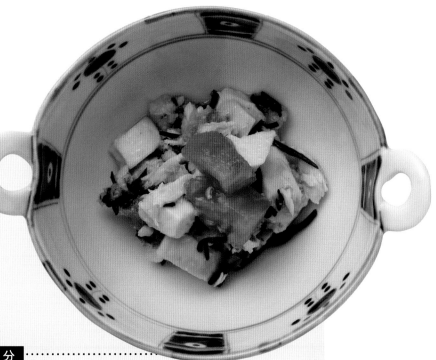

華やかさもあるサラダ料理

大根おろしとアボカドのサラダ

材料（1人分）　所要時間 20 分

大根	80g		卵	1 個（半熟卵）
アボカド	50g		干しひじき	0.5g
ツナ缶	70 g（オイル漬け）		トマト	20g（1/8 個）
しょうゆ	9g			

1　半熟卵をつくる。

2　トマトは皮と種を取り除きさいの目切りにしておく。

3　大根は皮をむきおろし金でおろしておく。

4　アボカドは皮をむきサイコロ大に切っておく。

5　干しひじきは水でもどし茹でる。

6　3・4・5とツナ缶・しょうゆを入れ混ぜ合わせる。

7　6に1を割り2を添えて出来上がり。

エネルギー	355kcal
たんぱく質	20.8g
脂質	27.0g
炭水化物	8.3g
塩分	2.2g

COLUMN

たんぱく質もミネラルも豊富で口溶けがなめらかな一品です。

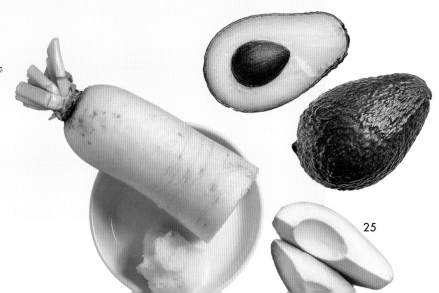

04

飲み込み
にくさ

通常、食べものは食道に入り消化・吸収されます。しかし、飲み込みが悪くなると空気の通り道である気管に食べものが入りやすくなります。食べものなどが気管に入ってしまうことを誤嚥と呼び、肺炎の原因となります。加えて、飲み込みが悪いことで窒息の原因にもなるので注意が必要です。そのため食材の固さ、形、味付け、香りを工夫することで安全においしく食べられるようになります。

特におすすめはお粥です。お粥には粥有十利（しゅうゆうじゅうり）という考え方があり、お粥を食べることでご利益があるとされます。体調が悪いときにお粥を作ってもらった経験がある方もいると思いますが、体が弱っているときに食べるお粥には特別なおいしさがあります。その理由の一つに、体に必要な糖質、水分、塩分を補う"食べる点滴"の役目を果たすからです。しかし、お粥は作り方によっておいしさや食べやすさが半減してしまうので、お粥の炊き方、味付けなどを工夫します。お粥は、咀嚼回数が少なく飲み込みがしやすく、好みの水分量に調整しやすいです。食材の組み合わせによって幅広く活用できる万能料理です。

飲み込みが悪くなると料理をミキサーにかける、きざむことがあります。しかし、見た目が美しくないため食欲がわきません。出来上がった料理をミキサーにかける、きざむと食材の風味も失われて何を食べているかわからなくなってしまいます。食材の形や風味を残して何を食べているかをわかるようにすることで満足感が高まり、生きる力になります。食事は、「家族で同じものを食べたい」という要望が多いので、見た目も美しくおいしいレシピも2品紹介します。

フランス風スクランブルエッグは、卵の加熱方法を工夫すれば簡単に飲み込みがしやすくなります。野菜の和風ポトフは、食材の形を残したままやわらかく仕上げられます。飲み込みが悪くなると単調な味付けが多くなるため、香りをつけることによって食欲と飲み込みが促され、食後の余韻に浸ることができます。

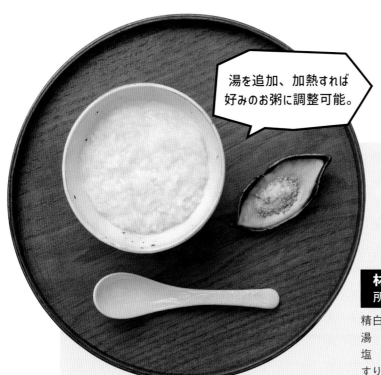

湯を追加、加熱すれば好みのお粥に調整可能。

アレンジ無限大の "食べる点滴"

基本のお粥
ごま塩

材料（1人分）所要時間 50 分	
精白米	50g
湯	350ml
塩	少々（0.5g）
すりごま	少々（0.5g）

エネルギー	174kcal
炭水化物	37g
たんぱく質	2.7g
脂質	0.7g
食塩相当量	0.5g

1 精白米をといで 20 分浸漬する。水を切ってから鍋に湯を入れ混ぜながら強火で 3 分加熱する。

2 ときどき、混ぜながら中火〜弱火で 17 分加熱する。火を止め、蓋をして 3 分蒸らす。

3 塩とすりごまを別々に鍋で煎ってから合わせる。

無洗米を使用する場合は強火の時に泡だて器で混ぜて米に傷をつけるとふっくら仕上がる。

ADVICE
お粥のおとも

- 柚子の皮 or レモンの皮すりおろし＋塩（1：1）
- 青のり＋塩（1：1）
- 塩昆布をきざんだもの＋とろろ昆布
- だし汁＋しょうゆにとろみ付け　など

COLUMN　お粥の調整方法

お粥は火加減や水分量によって出来上がりが大きく変わります。記載の分量は、水分量を減らすとやわらかめのごはんに近いお粥になり、栄養量が確保しやすいです。一方で水分量が増えるとサラッとしたお粥になりますが、栄養量が減ります。人によって好みのお粥の選択基準は異なるので水分量は、患者さんが召し上がれる量と食べやすさで決めましょう。ただし、水分量が多いサラッとしたお粥は誤嚥の原因になりやすいですし、食具などを介して唾液がお粥に混ざると、でんぷん分解酵素の影響で離水します。こういった場合に酵素や増粘剤を入れて調整する方法がありますので、詳細は管理栄養士にお問い合わせください。

アレンジメニュー

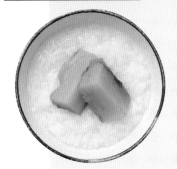

焼き芋粥
焼き芋（市販のもので OK）をのせる。

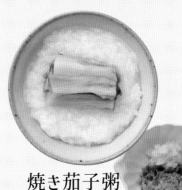

焼き茄子粥
焼き茄子と薬味を添えてしょうゆをかける。

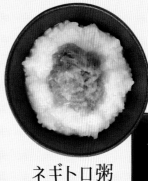

ネギトロ粥
ネギトロと薬味を添えてしょうゆをかける。

27

トロトロの卵に味噌ダレを添えて

フランス風スクランブルエッグ

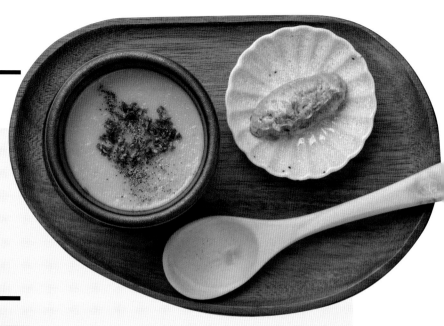

材料（2人分）　**所要時間 20 分**

卵	2 個
牛乳	10ml
バター	8g
味噌ダレ	小さじ 1

黒こしょう	適量
パセリ	適量

エネルギー	112kcal
炭水化物	4.1g
たんぱく質	5.9g
脂質	7.8g
食塩相当量	0.4g

1 卵をといて鍋・フライパンに入れてから中火にかけてヘラでよく混ぜる。

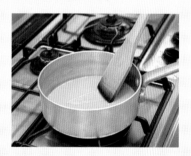

2 鍋の底が固まり出したら弱火にしてよく混ぜる。

3 火から外して牛乳を入れよく混ぜ合わせる。
仕上げにもう一度、火にかけて固さを調整する。

仕上げに泡だて器を使って混ぜるとキメが細かくなる。

4 皿に盛り、黒こしょうとパセリをふる。常温にもどしたバター、味噌ダレを混ぜた味噌バターを添える。

COLUMN

卵は、低温から徐々に加熱するとトロトロに仕上がります。1人前の分量だと卵がすぐに固まってしまうので2人前の分量で作るのがおすすめです。使用する鍋は、側面の高さがあるものを使うと卵が混ぜやすいです。今回は、愛知県で馴染み深い市販の八丁味噌ダレを使用していますが、味噌は地域性もありますので、好みの味噌を使用していただいて結構です。味噌に砂糖、みりん、酒、水などで好みの味に調えることもできます。黒こしょうは、少量使用することで味や香りにメリハリが出ます。

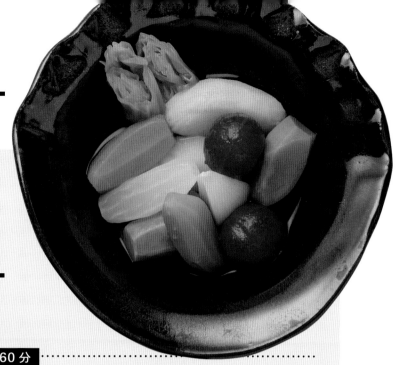

作り置きにもぴったり

野菜の和風ポトフ

材料（1人分）　所要時間 60 分

A 大根	10g × 2	A 南瓜	10g × 2	水	200ml
A 人参	6g × 2	キャベツ	20g	昆布茶	小さじ1
A じゃがいも	10g × 2	プチトマト	8g × 2	塩	少々（0.5g）
A 玉ねぎ	10g	干し椎茸	1枚		

1 Aは皮をむき一口大に切る。キャベツの芯を除き、一口大に切る。

2 大根、人参は下茹でする。

3 プチトマトはヘタをとり、十字に切込みをいれる。湯につけて皮がむけてきたら冷水につけて、皮をむく。

4 干し椎茸を水でもどし、昆布茶と塩を加えて野菜を煮る。

塩少々は
親指と人差し指の
2本指でつまんだ量が
目安です。

5 やわらかくなった野菜から取り出して休ませておく。すべての野菜がやわらかくなったら汁とともに盛り付ける。

食材によって
やわらかくなる時間が異なるため
煮崩れて形が
なくならないようにする。

エネルギー	50kcal
炭水化物	8.2g
たんぱく質	0.7g
脂質	0g
食塩相当量	1.7g

COLUMN

干し椎茸と昆布茶のスープに野菜の旨味が溶け込んだポトフです。香り豊かで優しい味にホッと癒やされます。野菜は食材の形を残してやわらかく煮込むことで美しく仕上がります。野菜は、季節感があり色彩が豊かです。彩りの良い料理は、目で味わうという感覚を与えてくれます。ご家族で同じものを召し上がっていただけますし、作り置きにもぴったりのレシピです。

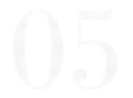

05

腹部膨満感

腹部膨満感とは、「おなかが張って苦しい」「胃に不快感がある」「おなかにガスがたまっている感じがする」「少し食べただけでおなかがいっぱいになる」などの症状のことです。

原因はさまざまで、患者さんの病気そのものが原因となること（がんやそれに伴う腹水など）もあれば、治療に使われる薬が原因となることもあります。食欲不振につながりやすく、場合によっては吐き気や便秘、下痢などを伴うこともあり、このような症状が継続することは大変苦痛です。

そんな症状を悪化させないために、食事でできる工夫として、

> 1 少しずつ消化の良いものを食べる
> 2 脂肪の多いものは避ける
> 3 ガスが発生しやすい食品は避ける

具体的には、

1 食事の回数を増やしたり間食の機会を複数設けるなどして、少しずつ何度も食べるようにすることや、ご飯やパン・麺類などの主食となるようなもの、プリンやカステラなど油の少ない甘いお菓子類など、炭水化物を中心に食べるようにすること

2 揚げものなどたくさんの油を使って料理した料理や、脂身の多い肉、脂ののった青魚などを避け、豆腐や卵、ササミや脂の少ない赤身肉、白身魚などを積極的に選ぶこと

3 ガスが発生しやすい芋類やトウモロコシ、ゴボウなどの食物繊維の多い食品や、炭酸飲料、アルコールやコーヒーなどのカフェインを多く含む飲みもの、納豆やチーズなどの発酵食品はあまり積極的に摂らないようにすること

などがあげられます。

口当たりがよく、やわらかく、水分が多くのどごしの良いものが好まれることが多いです。

ただし、1～3で避けるようおすすめしている食品でも、患者さん自身の好物であれば食べられる可能性も高くなるため、患者さん自身の好みも考えながらメニューを考えてみましょう。

急いで食べるとたくさん空気を飲み込んでしまう場合もあり、ご家族やご友人と一緒にゆっくりお話ししながら楽しく食べる環境を作ることも効果的です。楽しい環境はおいしく食べる環境を生み出す大切な要素です。

また、腹部膨満感だけに限らず、症状によって食欲が減退している場合には、冷たいものは冷たく、温かいものは温かく提供することや、甘さ・しょっぱさなどの味のメリハリをつけることも、おいしく食べるための大切な要素になります。

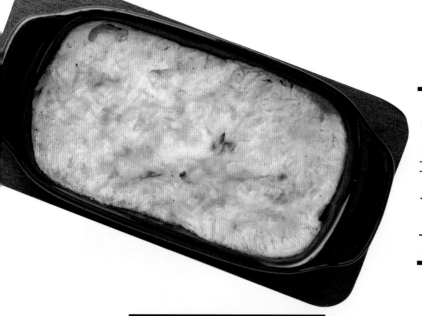

メインにも副菜にも

キャベツと白身魚の 豆乳グラタン

材料（1人分）　所要時間 30 分

キャベツ	100 g	豆乳	150ml
白身魚	60 g (タラなど)	塩こしょう	ひとつまみ
塩こしょう	少々	バター	10 g
薄力粉	大さじ 1	粉チーズ	大さじ 1.5
サラダ油	少々		

エネルギー	318kcal
炭水化物	21.3g
たんぱく質	19.2g
脂質	16.8g
食塩相当量	2.4g

1 キャベツはやわらかい時期のものであれば一口大に、硬い時期のものであれば3〜5mmの幅の太千切りにする。

2 白身魚は大きめのそぎ切りにし、軽く塩こしょうをふる。

3 フライパンにサラダ油を温め、2の表・裏に少し焦げ目がつく程度に軽く焼いて、器に取り出す。

4 3のフライパンを軽く拭き取ってきれいにし、バターを溶かし、キャベツに塩こしょうを半量加えて炒める。

5 4に小麦粉をふり入れ、粉っぽさがなくなるまで炒めたら、少しずつ豆乳を加え、残りの塩こしょうで味を調える。

6 しっかりとろみがついたら、器に5を半量盛り付け、3の白身魚を並べて上から5の残りを盛り付ける。

7 上からたっぷりと粉チーズをふりかけ、オーブン（180〜220℃）で10分焼き上げ出来上がり。

具材の白身魚を鍋用の薄切り餅に代えても美味しいですよ！下処理なしでキャベツの間にはさむだけ。簡単！

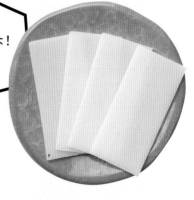

COLUMN

キャベツはビタミン U(キャベジン) を含む胃腸にやさしい食材ですので、今回はキャベツを使ったレシピを紹介しました。お腹が張ってつらいときには、油の多い具材を選ばないようにするのがコツです。中に入れる具材は、白身魚を鶏肉やエビ、かにかまに変更してもおいしいです。やさしい味に仕上げています。1人前でご紹介していますが、副菜として活用する場合は2人で召し上がってちょうど良い量です。

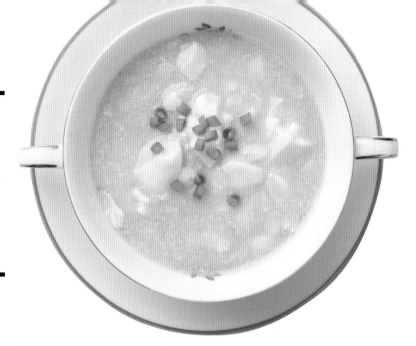

豆腐と卵でたんぱく質補給

とろとろ豆腐と卵のスープ

材料（1人分）　所要時間 20 分

絹ごし豆腐	1/4 丁	片栗粉	小さじ 1
卵	1/2 個	水	小さじ 1
コンソメブイヨン	キューブ 1/2 個	おろし生姜	少々
水	150ml	しょうゆ	少々

スープは 2 人分以上を一度に作る方が作りやすいです。材料を単純に 2 倍にして作ってみましょう。

1 卵を割ってよくほぐしておく。

2 水溶き片栗粉を用意しておく。

3 水を鍋に入れ沸いたらコンソメブイヨンを溶かす。

4 豆腐を手で粗く崩しながら 3 に加える。

5 4 に 2 を加え、とろみがついたら 1 を細く鍋に注ぎ入れながらかき混ぜる。

6 鍋の火を止め、おろし生姜 (汁のみでも OK) としょうゆを加え、盛り付けて出来上がり。

COLUMN

今回は簡単にコンソメブイヨンを使ったレシピを紹介しました。

ごま油を少し垂らすと、中華風な風合いが強くなります。市販のスープの素（コーンスープやトマトスープなどのカップスープ）をベースに作ってもおいしくいただけます。

食欲のないときは水分の多いものが食べやすく感じるものです。舌触りのやさしい絹ごし豆腐や卵を活用しているので、不足しがちなタンパク質も補えるスープです。

エネルギー	112kcal
炭水化物	4.1g
たんぱく質	5.9g
脂質	7.8g
食塩相当量	0.4g

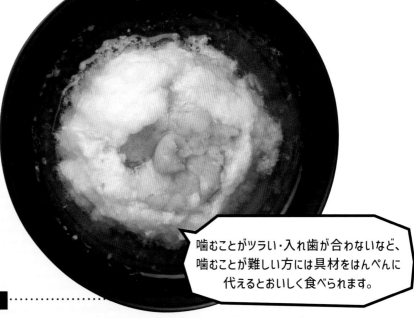

おしゃれな京料理で食欲増進

レンジで かぶら蒸し

噛むことがツラい・入れ歯が合わないなど、噛むことが難しい方には具材をはんぺんに代えるとおいしく食べられます。

材料（1人分）　所要時間 30 分

かぶ	120〜150g（中くらい 1/2 個）	むきエビ	3 尾くらい	片栗粉	小さじ 1/3	
片栗粉	小さじ 1/2	水	カップ 1/4	水	小さじ 1/2	
卵白	1/2 個分	しょうゆ	小さじ 1/2	練りわさび	お好みで	
塩	1/2 つまみ	酒	小さじ 1/2			
		みりん	小さじ 1/2			

1 耐熱容器に水大さじ3とエビを入れラップをして電子レンジ（500w）で2分加熱し、粗熱を取ってからエビを取り出す（汁はとっておく）。

2 かぶは皮を厚めにむき、すりおろしてからザルにあげて軽く水を切り、片栗粉を混ぜておく。

3 卵白は泡立ててしっかりとメレンゲにし、塩を加える。

4 3に2を加えてゴムベラで泡をできるだけ潰さないようにさっくりと混ぜる。

5 4を深めの器（大きめの湯飲み）にエビと4を入れ、ふんわりとラップをかけて電子レンジ（500w）で4分〜4分半加熱する。

6 1の汁の灰汁をスプーンでとって水を加えて100mlにし、調味料を加えてラップをかけずレンジで1分半加熱する。

7 6に水溶き片栗粉を加えてよく混ぜレンジで1分加熱し、さらによく混ぜとろみつける。

8 小鉢に5を器から取り出して盛り付け、7をかけ、わさびを飾って出来上がり。

エネルギー	73kcal
炭水化物	9.4 g
たんぱく質	6.4 g
脂質	0.3 g
食塩相当量	1.2 g

COLUMN

かぶら蒸しは京料理として有名な一品。すりおろしたかぶを白身魚に乗せて蒸し、だし汁のあんをかけていただく、冬の料理です。すりおろしたかぶと卵白が口の中でやさしくほどける感じが特徴です。

色合いを考えて今回は具材をエビにしてご紹介しましたが、具材は白身魚でもかまぼこでも、具を入れずだし汁のあんをたっぷりかけてもおいしくいただけます。今回は「より簡単に」作れるようにと電子レンジでの調理をご紹介しましたが、蒸し器で蒸してももちろんおいしく作れます。やわらかいやさしい口触りが、おなかが張って食べたくないときの「もう一口」につながるかもしれません。

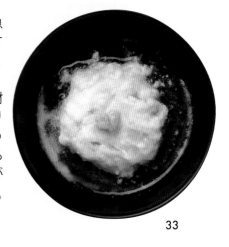

06

便秘・下痢

便秘とは、通常よりも排便の回数が少なかったり、3日以上排便がないもしくは排便があってもスッキリしない・残っている感じがすることを指します。腹痛やおなかの張り(腹部膨満感)、おならの回数が増える、排便時の肛門痛・食欲不振・吐き気などさまざまな症状が出る場合があります。一般的な便秘の原因として 1 食事や水分の摂取不足 2 食物繊維の摂取不足 3 運動不足やストレスによる腸の動きの弱さ 4 便意の慢性的な我慢、などがあげられます。それに加え、病気そのものや病気の治療で使われる薬によっても便秘は引き起こされます。便秘を解消するために食事でできる工夫として、

```
1 水分を積極的に摂る
2 食物繊維を含む食品を取り入れる
3 発酵食品を活用して腸内環境を整える
4 適度な油を摂取し、腸粘膜を刺激する
```

具体的には、
1 こまめに水分を摂るように努めること
2 腸内環境を整える水溶性の食物繊維(果物や葉物野菜・じゃが芋・南瓜・海藻類など)と、便のかさを増して排泄を促す不溶性の食物繊維(繊維の硬いゴボウや筍・山菜・豆類など)を食事に取り入れるようにすること
3 乳酸菌や納豆などの発酵食品を食事に取り入れること
食欲がなく、量をたくさん召し上がれない場合でも、少しずつこまめに取り入れることで便秘の解消につながります。

下痢とは、便の水分が過剰になってしまった状態で、液状から泥状のように形のない便になり、排便回数も普段より多くなった状態を指します。急激に発症して2週間以内に改善する「急性下痢」や、1ヵ月以上も続いてしまう「慢性下痢」などがあります。脱水や栄養障害につながりやすく、食欲不振の原因になります。肛門の周りに炎症が生じて痛みが出たり、低栄養から褥瘡を発症してしまうなど、深刻な問題に発展してしまうことも考えられます。胃腸の機能低下や感染などによって引き起こされることが多く、食事そのものが原因となる(食中毒、油や刺激の多い食事)場合もありますが、病気そのものや治療に使われる薬が原因となることもあります。速やかに治療することが望まれますが、家庭ではまず十分な水分補給と塩分・糖分の補給に努めることが必要です。症状が落ち着いてきたら刺激(油や香辛料・食物繊維など)の少ない食事を少量から開始しましょう。

下痢が頻回に見られる場合は、市販のスポーツ飲料や経口補水液を常備しておくことも重要です。

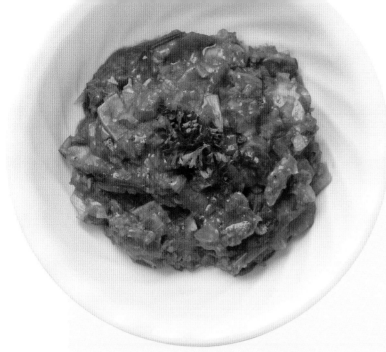

流行りのオートミールをおいしく

トマトの オートミール リゾット

材料（1人分）　所要時間 20 分

オートミール	20 g	ハム	薄切り 1.5 枚
トマト缶（カットトマト）		サラダ油	大さじ 1/2
	1/4 缶	シュレッドチーズ	20 g
水	1/4 カップ	塩こしょう	少々
玉ねぎ	1/4 個		

エネルギー	236kcal
炭水化物	20.2g
たんぱく質	9.3g
脂質	12.1g
食塩相当量	1.3g

1 玉ねぎを粗みじん切りにし、ハムも粗く刻む。

2 鍋にサラダ油をしき、玉ねぎを炒めハムを加える。

3 2 に水とトマト缶を加え、煮立ったらオートミールを加える。

4 程よい硬さに煮あがったら、チーズを加えて塩こしょうで味を調える。

COLUMN

便秘のときには水分や食物繊維、発酵食品を積極的に摂れるのが理想的です。

最近流行のオートミールは、食物繊維が豊富で取り扱いもとても簡単。今回はトマト缶を使った洋風のリゾットを紹介しましたが、味噌やしょうゆを使って雑炊風に仕立てても、中華スープを使って中華粥風に仕立てても、とてもおいしく召し上がれます。

一般的な硬さに仕上げてみましたが、水分を多めにしてしっかり煮込んでやわらかく仕上げると、食欲がなくても食べやすくなります。

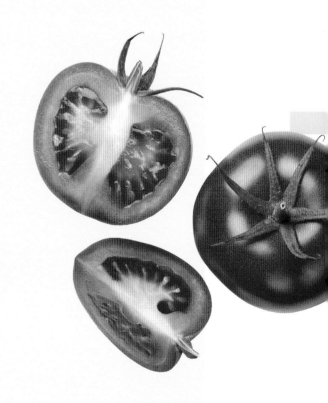

たっぷりのゴボウを簡単に

ゴボウの
ポタージュ

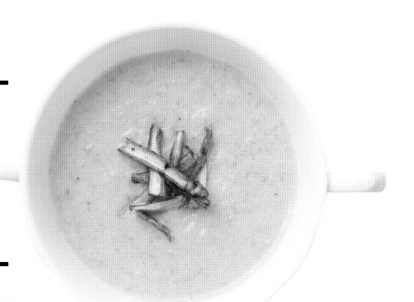

···· **材料**（1人分）　所要時間 **30** 分 ····

ゴボウ	4 人分で大 1 本くらい		コンソメブイヨン	
玉ねぎ	1/8 個			キューブ 1/4 個
じゃが芋	小 1/4 個		牛乳	1/4 カップ
バター	小さじ 1		塩こしょう	少々
水	1/4 カップ		サラダ油	揚げ油

> スープは 2 人分以上を
> 一度に作る方が作りやすいです。
> 材料を単純に 2 倍にして
> 作ってみましょう。

1 ゴボウは皮をそぎ落とし、火が通りやすいように斜めに 2mm 程度の厚さに切る。一部ササガキにして水にさらす。

2 玉ねぎもゴボウ同様に薄く切り、じゃが芋は 7mm 程度の厚さに切る。

3 鍋を熱してバターを溶かし、玉ねぎを弱火で炒め、しんなりしたらゴボウを加えて炒める。

4 全体に熱がまわったらじゃが芋を加えて 2〜3 分炒め、水を加えて 15 分煮る。

5 4 にブイヨンを溶かし、粗熱をとってミキサーにかけ、ピューレ状にしてから鍋にもどす。

6 牛乳を加えて温め、塩こしょうで味を調える。

7 ササガキにしていたゴボウの水をよく切り、素揚げにして、盛り付けた 6 に飾って出来上がり。

エネルギー	120kcal
炭水化物	10.2g
たんぱく質	2.4g
脂質	6.8g
食塩相当量	1.0g

COLUMN

「便秘には食物繊維を」と考えるとき、ゴボウを思い浮かべる方は多いと思います。ゴボウに含まれるイヌリンは便秘解消にとても効果的です。でも、ゴボウをやわらかく仕立てたり、たくさん食べたりするのはなかなか難しいものです。そこで今回はミキサーにかけてたっぷり食べられるようにスープをご紹介しました。

ゴボウの良い香りが楽しめるスープです。とろみをつけるために今回はじゃが芋を使ったレシピを紹介しましたが、冷ご飯をじゃが芋と同量使っても同じようにとろみをつけられます。

ミキサーがあれば簡単に作れるレシピですので、ぜひお試しください。

暑い季節に嬉しいイオン飲料

梅ドリンク・梅ゼリー

梅ドリンク

材料（1人分）500ml　**所要時間 30 分**

梅のはちみつ漬け	2 個
はちみつ	20 g
水	500ml

1 水 500ml に種を取った梅漬けを 2 個（減塩タイプであれば 3 ～ 4 個）入れ、箸やスプーンで崩す。
（あらかじめ包丁でたたいて潰してから水に溶いてもよい）

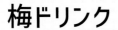

> 梅漬けは水につけて
> 箸でつついて潰しましょう。
> 潰したあとに残る
> 梅の表面の皮を取り除くと
> 口触りが良くなります。

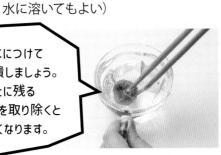

2 はちみつ 20g を溶いてよく冷やし、ドリンクは出来上がり。

梅ドリンク （500ml） 栄養表示	エネルギー	73kcal
	炭水化物	17.5 g
	たんぱく質	0.3 g
	脂質	0.1 g
	食塩相当量	1.1 g

梅ゼリー

材料 4 個分　　**所要時間 30 分**

梅ドリンク	200ml
はちみつ	10 g
ゼラチン	4g
ぬるま湯	大さじ 1

1 ゼラチンをぬるま湯に浸しておく。

2 出来上がった梅ドリンク 200ml を小鍋にとり弱火で温め、はちみつを 10g 加えて溶かす。

3 1 を加えて溶かして粗熱をとり、容器 4 つに分けて入れ、冷やして出来上がり。

COLUMN

　はちみつ漬けの梅漬けは塩分控えめのものが多いため、下痢で脱水になっている場合には梅漬けの量を 3 ～ 4 個に増やす、もしくは梅干しに代えて塩分を強くすると良いでしょう。甘味はあとから追加して調整することもできるため、飲んでみて、好みの味に仕上げてください。

　夏、暑くて汗をかいたとき、家族みんなで楽しむこともできる、自分で作るイオン飲料です。ぜひ試してみてください。

味覚・嗅覚の異常

味覚と嗅覚の変化を感じられる方に多く出会います。味覚・嗅覚の変化は直接生命の危機に関係するものではありませんが、患者さんやご家族にとっては、暮らしの中で大きなストレスとなります。今までおいしいと感じていた食品の味が異なって感じられる味覚の変化は、精神的に残念な気持ちになり、食欲低下にもつながります。舌や鼻で捉えた情報は、脳に伝えられ、統合することによって初めて豊かな風味を味わうことが可能となります。そのため、味覚障害のあるときは、においにも敏感になります。

味覚・嗅覚の異常を緩和する方法

味覚・嗅覚異常そのものを予防することは、現時点では難しいといわざるを得ません。しかし口腔内乾燥、口の中の感染症、舌苔などが味覚異常を助長することがわかっていますので、唾液分泌を促し、十分な水分補給を行うことにより、口腔内の乾燥を防ぐこと、日常的な口腔ケアで常に口腔衛生を保つことが重要になります。具体的には、1 うがい、2 歯磨き、3 舌苔の除去、4 唾液腺の刺激、5 水分補給、6 保湿ジェルやスプレーの使用などを行います。味を感知する味蕾細胞を新生するには、亜鉛が必要です。亜鉛は薬剤の副作用による吸収低下や食事摂取量減少などの要因で不足しやすいので、補給を考慮します。

参考文献

『公益財団法人がん研究振興財団；改訂版 がん治療と食生活〜栄養士・看護師・歯科医からのヒント〜』2021年　広研印刷

『公益財団法人がん研究振興財団；がん治療中の食事サポートブック 2020』2020年 (株) キタジマ

味覚・嗅覚異常時の対策

味覚・嗅覚異常の症状は、多彩で個人差も多いのですが、代表的なものとして、「全く味がしないまたは味がわかりにくい」「甘みを強く感じる」「食べものを苦く感じる」「金属のような味がする」「においが気になり食欲がわかない」「砂を噛んでいるような感じ」などが起こります。

1 しょうゆや塩味を苦く感じたり金属のような味がする場合

＊味覚刺激で唾液分泌を促す。
1. 食前にレモン水など柑橘類や緑茶を口に含むかうがいをする。
2. 昆布でだしをとった吸い物を付ける。

＊塩・しょうゆの使用を控えめにし、ごま、味噌、酢などで味付けをする。

＊食べにくいときは、味付けをせず、蒸す・ゆでるなどの調理法で食べる。

2 甘みを強く感じ、何を食べても甘く感じてしまう場合

＊砂糖やみりんの使用を控えるまたは使わない。

＊塩・しょうゆ・味噌などの塩分を濃いめに使用する。

＊酢の物・ゆず・レモンなどの酸味、スパイスを利用して食べやすくする。

3 全く味がしない、味がわかりにくい場合

＊味付けを濃いめにして、甘み・酸味・塩味などいろいろ試してみる。

＊酢の物・汁物・果物などを使用する。

＊食事の温度は、熱すぎず、冷たすぎず、人肌程度が良いでしょう。

4 においが気になる場合

＊温かい料理は、冷ましてから食べる。

＊納豆、においの強い野菜 (にんにく、にら、ネギ類) を避ける。

＊肉や魚は、特に新鮮なものを選び、濃いめの味付けで味噌やスパイスを利用する。

＊料理のにおいがだめな場合は、魚は刺身での提供だと食べられることがある。

※味付けを濃くすると、塩分摂取過剰と気にされる介護者の方もいらっしゃいます。「食事量が減っている時期は摂取する塩分量も少ないので、まずは食べてもらえるように工夫することが優先です」としっかり伝えることが必要です。

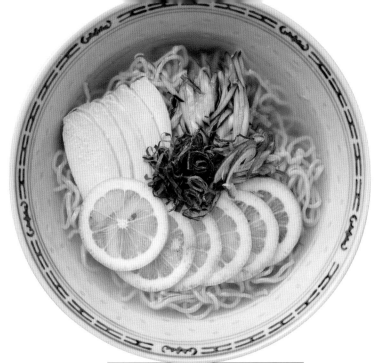

酸味と甘みのバランスでさっぱりと

冷やし
レモンラーメン

材料（1人分）　所要時間 20 分

中華めん	1 玉（120 g）
A サラダチキン	50 g
A レモン（輪切りスライス）	60 g
A きゅうり（千切り）	30 g
A みょうが	1 個 15 g
（縦半分に切り、薄くスライス）	
A 青じそ（大葉）（千切り）	3 枚（3 g）

☆鶏ガラスープの素	
	小さじ2（5 g）
☆めんつゆ（3 倍濃縮）	
	大さじ1（15 g）

エネルギー	420kcal
たんぱく質	24.5g
脂質	2.9g
炭水化物	81.7 g
食塩相当量	5.5g

1 鍋に 200cc の水と☆を入れて火にかける。溶けて混ざったら火を止めて丼に入れ、粗熱をとり、冷蔵庫で冷やしておく。

2 サラダチキンは食べやすいようパッケージの上からもみほぐしておく。

3 中華めんをたっぷりの湯で規定時間茹でて、ざるにあげて流水で冷やして、水気をしっかり切る。

4 3 を 1 に入れ、A の具と薬味を盛り付ける。

> 見た目においしそうに、具をめんの上に丁寧に盛り付けるのがポイントです。具は今回の組み合わせは一例で、何でも OK です。

COLUMN

今回はオーソドックスなレモンラーメンをご紹介していますが、実際のお宅では、オレンジやグレープフルーツなど、酸味と甘みのバランスを考慮して、いろいろなフルーツやトマトなどのお好みのものをトッピングできます。

においが気になって食が進まない方で、冷やしオレンジラーメンがトリガーになって、少しずつ食べられるようになった経験があります。

盛岡ラーメンをイメージして、スイカをトッピングしたことがありますが、これは大不評でした。においや味の感じ方は人それぞれで、そのときの体調によっても異なるので、アセスメントが大事です。

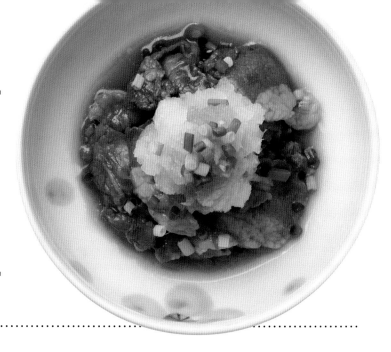

大根おろしが消化を助ける

豚肉のしぐれ煮 おろし添え

材料（1人分）　所要時間 15 分

豚肉（しゃぶしゃぶ用か切り落とし）（食べやすい大きさに切る） 50g	☆水 20g	＊大根おろし 20g
生姜（千切り） 10g	☆しょうゆ 小さじ1（6g）	＊ぽん酢しょうゆ 小さじ1（5g）
☆日本酒 20g	☆みりん 小さじ1（6g）	＊レモン汁 小さじ1/2 弱（2g）
	☆はちみつ 小さじ1弱（6g）	＊あさつき（小口切り） 3g

1 鍋に☆を入れ、沸かす。

2 1に豚肉を入れ、色が変わったら、生姜を入れて、煮汁がなくなる寸前まで煮詰める。

3 皿に2を盛り、＊を上に盛り、最後にあさつきを散らす。

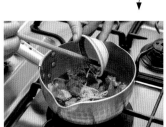

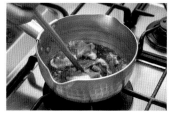

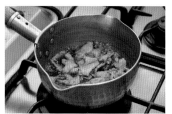

大根おろしは、汁気を切らずにおろしソースにして、しぐれ煮の下にしいて、食べるときに豚肉のしぐれ煮と絡める方法もあります。

エネルギー	193kcal
たんぱく質	10.7g
脂質	9.7g
炭水化物	12.0 g
食塩相当量	1.2g

COLUMN

日持ちのするおかずなので、常備菜（レスキュー食）として、アレンジも可能なおかずです。ごはんのおかずだけでなく、そうめんやうどんにのせても、パンにはさんでも、サラダなどに加えてもOKです。冷凍で1ヶ月位（冷蔵でも1週間弱）もちます。

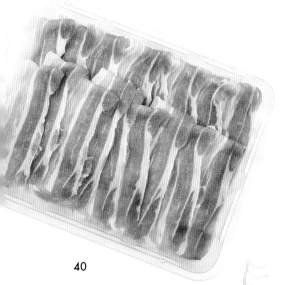

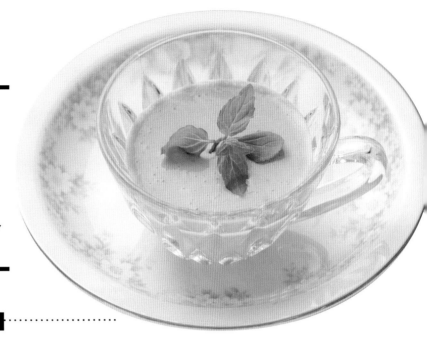

冷凍庫の常備フルーツでさっと一品

フルーツと豆腐のスムージー

材料（1人分）　所要時間 10 分

絹ごし豆腐	50 g	牛乳	100 g
バナナ	1/2 本（50 g）	レモン汁	3 g
冷凍いちご	50 g		

（または、冷凍マンゴーか冷凍ブルーベリー）

エネルギー	152kcal
たんぱく質	7.0g
脂質	5.7g
炭水化物	21.6 g
食塩相当量	0.1g

1 バナナは皮をむき、ミキサーに入れやすいようにカットして冷凍庫で凍らせておく。

2 冷凍フルーツを冷凍庫から取り出し、ミキサーに 1、豆腐、牛乳を全て入れ、スイッチ ON。

3 なめらかになったら出来上がり。ガラスのコップ（または、グラス）に注ぐ。

COLUMN

フルーツと豆腐・ミルクの割合は、お好みに合わせて調整自由です。冷凍フルーツを使ったメニューを何品か覚えてもらうと、冷凍庫に常に冷凍フルーツをストックしていただけることが多いです。

料理を作る時間のないときや、患者さんが口が渇いて何か欲しいと言われたとき、冷凍庫にフルーツがあると、すぐに出して提供できます。看取り期の患者さんの体調は日々変化しているので、今！ というときにサッと希望のものを口にできる準備があると安心です。

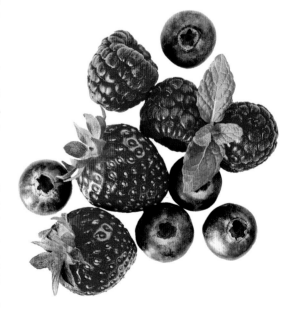

このままでも栄養価の高いメニューですが、少しでも多く栄養をとりたいと考えておられる時期には色々なアレンジができます。例えば、飽きて飲めなくなって余っている経腸栄養剤（処方されたエンシュアやラコールなど）があれば、牛乳の代わりに使用してみることも可能です。経腸栄養剤・濃厚流動食のアレンジメニューは、訪問栄養士の得意分野です。お困りの際は、是非こちらで紹介している認定栄養ケア・ステーションなどにご一報ください。

08

呼吸苦

呼吸器疾患に限らず、さまざまな病気の二次的な障害として、呼吸苦（息苦しい）が起こります。呼吸苦があると、動くことを避けるようになり、筋力や体力の低下を招き、さらに呼吸苦が悪化するという悪循環に陥りがちになります。呼吸困難感による日常生活動作の制限が生活の質も低下させてしまいます。呼吸苦がある方では、食事時に以下の点に注意します。

1 食事姿勢（食事が自分で食べられる場合）：

A）腕を上げながら行う動作は、呼吸に関わる胸の動き（胸郭の動き）や筋肉の働きを妨げてしまい、呼吸が苦しくなりやすいです。普段私たちが何気なくしてる食事動作（手を口元まで持っていく動作）は、食べる前に疲れてしまいがちです。少しお行儀が悪いと思われるかもしれませんが、テーブルに肘をついて食べることをおすすめしています。これだけで腕全体を持ち上げないで食べることができ、呼吸が少し楽になります。

B）食事をしていると前かがみの姿勢になりやすいのですが、前かがみの姿勢は、腹部が圧迫され、腹式呼吸が行いにくくなることや、胸郭を動かしにくくなるため、息苦しさを感じやすくなります。背もたれのある椅子で背筋を伸ばして腹部を圧迫せずに、ゆったり座れるように整えましょう。

2 食事時間：

ゆっくり時間をかけて行えるようにします。食べ物を飲み込むときは、一時的に呼吸を止めないといけないため、息苦しさが増すことがあります。食事中に呼吸苦が強くなった時は、いったん箸をおいて、呼吸を整えてもらいます。休憩を挟みながら食べてもらう、もしくは1日3回にこだわらず、複数回に分けて無理せずに食べられるよう考えます。

3 食事内容：

痩せている人では高エネルギーの間食やMCTオイルなどで、少量高栄養の工夫ができると良いですね。調味料の工夫も案外効果的です。例えば、和え物にごまやごま油を加えたり、野菜はいつもおひたしでしょうゆをかけるだけではなく、マヨネーズやドレッシングを加えたり、豆腐を入れた白和えにしてみたりすると、栄養面と味のバリエーションで一石二鳥です。食事に油をうまく取り入れると、二酸化炭素の産生量が抑えられるので、呼吸が楽になります。

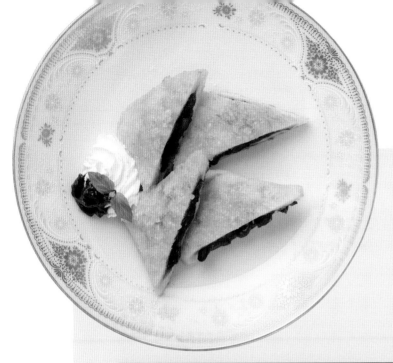

バターとあんこのハーモニー

おぐらフレンチトースト

材料（1人分）　所要時間 20 分（漬け込み時間除く）

サンドイッチ用パン　2枚（36g）		バター	8g
ゆで小豆缶	50g	ザラメ	4.5g
☆牛乳	70g	ホイップクリーム	10g
☆卵	30g	あずき缶	10g
☆砂糖	小さじ1（3g）		

エネルギー	413kcal
たんぱく質	12.0g
脂質	17.6g
炭水化物	57.1 g
食塩相当量	0.9g

1 ☆をしっかり混ぜ、ざるでこしておく。

2 1に 1/4 に切ったサンドイッチ用のパンをひたし、1時間位、冷蔵庫で寝かす。

3 2にゆで小豆をはさみ、パンの表面にザラメの半分をふりかける。

4 熱したフライパンにバターを入れて溶かし、ザラメのついた方を下にして入れて、逆面にもザラメをふりかける。

5 こんがり焼けたら、ひっくり返して裏面も焼く。

6 皿に盛り付け、お好みで、ホイップクリームとあずき缶の残りを添える。

ホイップクリーム、あずき缶はなくても OK！

COLUMN

患者さん・ご家族から、某珈琲店の小倉トーストモーニングを家族でよく食べていたというお話を伺っていたので、フレンチトーストにもおぐらを加えてみました。

今回、患者さんのメニューということで、サンドイッチ用のパンを使用していますが、実際、患者さんのご自宅で作るときには、卵1個と牛乳 100-150cc、砂糖 大さじ 1/2 に耳付きの食パンを漬け込んでいました。

家族分は耳付のまま焼き、ご本人分は耳を切って、切った耳はご家族に食べてもらったことで、ご本人もご家族も同じものを一緒に食べられたと笑顔になりました。在宅では、家族の一員として「食」を楽しむことができることや、調理をされる介護者の負担を減らせる提案ができると喜ばれます。

油を使ったさっぱりメニュー

鯵とオクラの マリネ

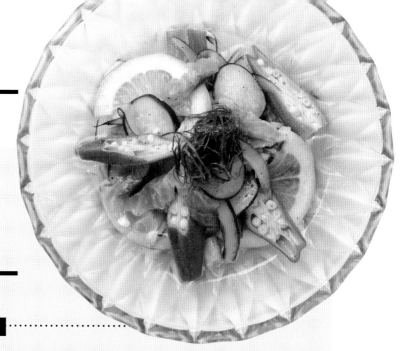

···· **材料**（1人分）　所要時間 **20分** ········

鯵（刺身用）	1尾分（70 g）	☆オリーブオイル	大さじ2（24 g）
A オクラ	2本（32 g）	☆レモン汁	小さじ2（10 g）
A ラディッシュ（スライス）	1/2個 15 g	☆すし酢	大さじ1（15 g）
A 紫玉ねぎ（または新玉ねぎ）		☆黒こしょう（あらびき）	適量
（スライス後水にさらしておく）	20 g	青じそ（大葉）（千切り）	2枚（2 g）
A レモン（半月スライス）	20 g		

1 オクラは、さっとゆでて冷水にとり、3等分位で大きめの斜め切り。

2 ボールに☆を入れて、よく混ぜ合わせておく（マリネ液）。

3 鯵の刺身を斜めそぎ切りにして、2のマリネ液にくぐらせて取り出す。

4 Aの野菜を、鯵を取り出したマリネ液に入れよく混ぜ合わせる。

5 4に3の鯵をさっと混ぜ合わせ、冷蔵庫で冷やす。

6 器に盛り、青じそを散らす。

エネルギー	338kcal
たんぱく質	15.1g
脂質	27.4g
炭水化物	11.6 g
食塩相当量	1.5g

COLUMN

マリネ液は、オイルと酸の割合1：1が基本液になります。魚のマリネは、通常揚げて作りますが、看取り期では、揚げ物が好きだった方でも受けつけないことが多いです。新鮮な魚が手に入ったら、お刺身マリネはおすすめです。レモン風味で野菜も魚もさっぱり、しっかりいただけます。

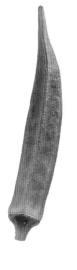

マシュマロを使えば失敗なし!

アーモンドミルク
アイスクリーム

····· **材料**（1人分）　所要時間 5 分（冷凍する時間は除く）

アーモンドミルク	100 g	アーモンドスライス、ミントの葉	
マシュマロ	40 g	（あれば、お好みで）	

1 マシュマロとアーモンドミルクを耐熱の器に入れ、ふんわりラップをして、電子レンジ 600W で 1 分加熱する。

2 マシュマロが溶けたら泡立て器でよく混ぜる。タッパーまたはジップロックに移し冷凍する。

3 冷凍庫で 2 時間ほど冷やしたら、一度取り出しスプーンで全体をかき混ぜる。

4 再度冷凍庫に入れ、固めたら出来上がり。アイスディッシャーで器に盛り、スライスアーモンドとミントを飾る（分量外）。

エネルギー	169kcal
たんぱく質	1.4 g
脂質	1.6g
炭水化物	38.6 g
食塩相当量	0.1g

ADVICE

途中で全体をかき混ぜながら固めると、高級アイスのようななめらかな仕上がりになります。かき混ぜ作業が難しい場合は、2 の状態で冷凍庫で固めてもシャリッと感のあるすっきりやさしい味に仕上がります。

COLUMN

手作りアイスの作り方はいろいろありますが、実際はご家族の負担を考えて市販のアイスをおすすめすることが多いです。ですが今回は失敗がなくとても簡単で手間も少ない、マシュマロを使用するレシピを紹介させていただきます。

マシュマロの分量が少ないと、シャーベット状のサクサクした仕上がりになります。マシュマロ分量をこれより多くすると、泡立て器では溶かしきれないのでミキサーが必要になります。今回アーモンドミルクを使用しましたが、ベースは牛乳、豆乳、生クリーム、経腸栄養剤でも応用できます。抹茶やコーヒー味がお好みの方は、牛乳に小さじ半分位のインスタントコーヒーの粉や抹茶を加えると、抹茶ミルク、コーヒー牛乳の風味になります。経腸栄養剤を使用する場合は、栄養剤は加熱せず、マシュマロを電子レンジで溶かしたものを加えてください。

09

お楽しみ

「お楽しみ」のページは、終末期でも「好きだったものを味わえる」という前提でレシピを考えました。そのため飲み込むことができなくても、舌に置いて味わっていただき、拭い取ることを前提にしています。液状になって喉に流れていかない・誤嚥しないような食形態にしていますので、「飲める・食べられる方」であればとろみ剤や非加熱ゲル化剤の量を1/2程度を目安に調整してください。

この時期の食支援では、多職種の協力・連携が必要です。主治医の指示のもとで、言語聴覚士（ST）に食形態を確認してもらいます。開口もあまりできない状態の方への食介助なので、やはり専門職にしていただくのが安全です。訪問看護師の全身状態の確認・吸引の準備なども必要になります。

患者様やご家族が「お酒、果物、お菓子などお好きなものを食べてほしい」と希望されることは多く、在宅ではその希望を叶えることが可能です。私たち在宅訪問管理栄養士の経験では、患者様が言葉を発することができなくても、表情が和らぎ、満足そうなお顔になったり、短い言葉で「おいしい」「うまい！」とおっしゃったりすることで、残されたご家族は「その時の表情や言葉を思い出すことで、なんとか支えられ、乗り越えることができた」と話してくれます。

人生の最終章でも、在宅訪問管理栄養士は口から食べていただきたいと考えています。私たちは最期まで患者様とご家族に寄り添う食支援を目指しています。

ベーキングパウダーで やわらか焼き鳥

材料（1人分）所要時間10分 ※漬け込み時間は除く

鶏モモ肉	1/2 枚
ベーキングパウダー	小さじ 1
水	大さじ 1
竹串	
焼き鳥のタレ（市販品）	

エネルギー	308kcal
たんぱく質	21.5g
脂質	22.9g
炭水化物	6.1g
食塩相当量	1.4g

> ベーキングパウダーには重曹が25%含まれているので、肉の組織を軟らかくします

1 ビニール袋に鶏モモ肉・ベーキングパウダー・水を入れ、ビニール袋の外から良く揉み込んで、1時間なじませる。

2 鶏肉を取り出し、皮を取り、肉は一口大に切り分け、皮は1cm程度に切り、それぞれを竹串に刺す。

3 竹串に刺した鶏肉をフライパンで皮から焼き、両面に焼き色を付け、中火で5分程度焼く。

4 皿に盛り付けて、焼き鳥のタレをかける。

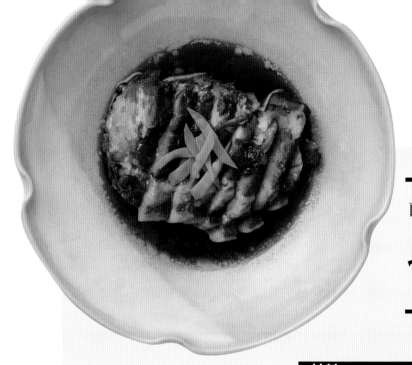

歯がなくても食べられる

やわらか煮豚

エネルギー	321.3kcal
たんぱく質	18.9g
脂質	19.3g
炭水化物	15.3g
食塩相当量	2.3g

材料（4人分）　所要時間 60 分

豚肩ロース or バラ肉塊	300 ～ 500g	しょうゆ	60cc
スベラカーゼミート	小さじ 1	砂糖	54 g
水（スベラカーゼミート用）	100cc	酒	60cc
水（調味用）	150cc		
生姜	一かけ		
ネギ	10cm 程度		

1 豚肉はポリエチレン袋 or ジップロップ袋に入れ、スベラカーゼミートと水を加え、3時間程度放置しておく。

2 3 時間経ったら、熱湯の中に豚肉を入れ、一煮立ちさせ湯通し、臭みを取る。

3 圧力鍋に煮汁の材料と 2 の肉を加え、20 分間圧力鍋で加熱する。

4 圧力鍋のピンが下がったら、煮汁だけを取り出し小鍋に入れ、半分量に煮詰める。

5 加熱した豚肉と 4 の煮汁を一緒にし、冷蔵庫で冷やし、切り分ける。

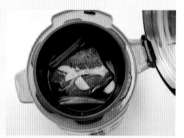

COLUMN　大好きだった煮豚を食べたい

　一人暮らしの高齢者が「デパートの食料品売り場に、大きな鍋で煮ながら販売されている煮豚が食べたいけれど、もう外に出て電車乗って買いに行けない」と悲しそうにつぶやかれたことがありました。煮豚がお好きだったことがわかり、義歯がなくても食べられる煮豚を作り持参したところ、予想以上に喜んでいただけたことがありました。小食な方なのにびっくりするほど食べていただけた思い出深い煮豚です。

　摂食嚥下障害のある方でもご家族と同じものを食べたいという方がいます。このやわらか煮豚であれば、ご家族と同じものを食べられると思います。食べる際は電子レンジなどで温めると油が溶けやわらかく、お肉の繊維も気にならないで食べられます。

おなかにやさしい時短レシピ

塩麹焼きそば

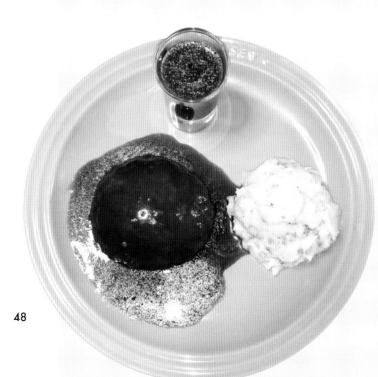

材料（1人分）　所要時間 20 分

焼きそばめん	1 袋
豚肉	50 g
キャベツ	70g
青ネギ	20g
水	15cc
塩麹	10g

エネルギー	425kcal
たんぱく質	18.2g
脂質	12.6g
炭水化物	67.7 g
食塩相当量	3.6g

1 豚肉を千切りにし、塩麹を混ぜ、10 分程度置いておく。

2 キャベツ、青ネギは 5 ミリ程度の千切りに。

3 フライパンに油を入れなじませたら、豚肉を入れ白っぽくなるまで炒める。

4 フライパンに野菜を加え炒め、しんなりしたらめんを加える。

5 めんがやわらかくなったら塩麹・水・酒を加え調味し、炒める。

6 器に盛り、青じそを散らす。

COLUMN

塩麹を使っているので、ほんのり塩味で糀の甘さもあり上品な味の焼きそばです。ソース焼きそばに比べ、こってり感がないので食欲不振のときに作っていただけると食事が進むと思います。材料は冷蔵庫にある野菜炒めに使える野菜であればなんでも OK です。調理時間も短く、調理する方の負担も少ないレシピです。調理を始める少し前に肉に塩麹をかけておくと、麹の働きでお肉がやわらかくなります。

コンビニの ハンバーグを おいしく

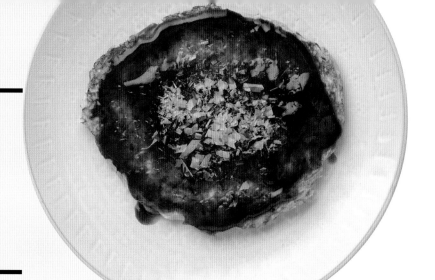

水を加えずふわふわ仕上げ

山芋たっぷり
お好み焼き

材料（1人分）　所要時間 20 分

キャベツ	70g	卵	1個	塩麹　肉用　　4 g
豚ミンチ	20g（合挽き可）	天かす	5 g	調味用　20 g
小麦粉	大さじ1（9 g）	鰹節	少々	酒　　　　　　15 g
山芋	1.5cm 程度			お好み焼きソース 15 g

エネルギー	322kcal
たんぱく質	13.9g
脂質	17.8g
炭水化物	27.4 g
食塩相当量	1.6g

1 キャベツは、粗みじんに切り、電子レンジで 3 分程度加熱し、ざるに入れ水を切る。

2 ボールに小麦粉とすりおろした山芋を加えよく混ぜる。混ざったら卵を加え、さらによく混ぜる。

3 2 のボールにミンチと天かすを加え混ぜ、1 のキャベツを加えさらに混ぜる。

4 フライパンに油を引き、3 のお好み焼きの材料を入れ、焼く。

5 出来上がったらお好み焼きソースを塗り、鰹節をふりかける。

COLUMN　キャベツを電子レンジで加熱するという一手間で、キャベツの繊維がやわらかくなり、食べやすくなります。また山芋をたっぷり使い、水を加えませんのでフワフワなお好み焼きになります。ひき肉は意外と食べにくい食品ですが、お好み焼きの種に混ぜ込むことで違和感なく食べられます。肉・卵・野菜が入っているのでこの 1 食でバランスのとれた食事になります。お好み焼きの種を混ぜるときは、空気を含ませるように混ぜるとよりフワフワなお好み焼きになります。

材料（1人分）　所要時間 10 分

コンビニハンバーグ	1 袋	牛乳	75cc
100％野菜ジュース	50cc	バター	10 g
お湯だけでマッシュポテト	大さじ 4	冷凍ブロッコリー又はほうれん草	20g

エネルギー	192kcal
たんぱく質	1.2g
脂質	0.2g
炭水化物	49.7g
食塩相当量	0g

1 電子レンジ対応の器にハンバーグと袋に残っているソースと野菜ジュースを加え、ラップをかけ、電子レンジ 500W で 3 分 20 秒 (表示通り) で加熱。

2 付け合わせのマッシュポテトを作る。電子レンジ対応の器に牛乳・お湯だけでマッシュポテト・みじん切りにした冷凍ブロッコリーを加え、電子レンジで 500W で 2 分加熱。

シュワシュワと泡がわかる
とろみのビール・サイダー・ウイスキー

	ビール	サイダー	ウイスキー
エネルギー	137kcal	205kcal	117kcal
たんぱく質	1.1g	0g	0g
脂質	0g	0g	0g
炭水化物	10.9g	51g	0g
食塩相当量	0g	0g	0g

ビール

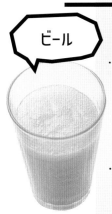

材料（1人分）
所要時間？時間

ビール（350ml）1本
とろみ剤　1包（2.5g）
（つるりんこシュワシュワ）
ペットボトル容器　1本

1 ペットボトル容器を斜めにし、ビールを泡立たないようペットボトルの側面に沿うようにゆっくり注ぎ入れる。

2 とろみ剤をペットボトル容器の口に差し込み、粉が液面に均一に乗るように加える。すぐにキャップを閉め、テーブルの上にペットボトルを置き、テーブルに底を付けたまま円を描くように5～6回（15秒）回す。
次にペットボトルを逆さまにしてテーブルに置き、そのまま円を描くように5～6回（15秒）回す。

3 キャップを上にし、冷蔵庫で1時間程度冷やす。
※とろみ剤を加えたビールはよく冷やした方が泡がきれいに出ます。

4 コップにゆっくりと注ぎます。

※作り方の動画はこちら（クリニコより情報提供）
　https://m.youtube.com/watch?v=5nTkuTF5qeA

サイダー

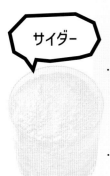

材料（1人分）
所要時間？時間

炭酸飲料（500ml）1本
とろみ剤　1包（2.5g）
（つるりんこシュワシュワ）

1 とろみ剤1包を炭酸飲料のペットボトル容器の口に差し込み一気に加える。
　※炭酸飲料を最初に50cc程度減らして行うとやりやすい。
　※とろみの強さはとろみ剤の量で調整してください。

2 すぐにキャップを閉め、キャップを下にした状態で上下に強く30秒間振り続ける。

3 キャップを上にして冷蔵庫で3時間冷やす。

4 コップにゆっくりと注ぎます。

※つるりんこシュワシュワの詳細はこちら
　https://m.youtube.com/watch?v=5nTkuTF5qeA

手首を中心にし
円を描くように回す

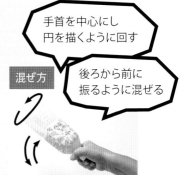

混ぜ方

後ろから前に
振るように混ぜる

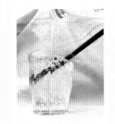

ウイスキー

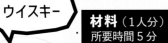

材料（1人分）
所要時間5分

ウイスキー　50ml
非加熱ゲル化剤
　　　　　　1g

1 カップにウイスキーを入れ、非加熱ゲル化剤を加え、よく混ぜる。
　＊膨潤するまで5分程度かかる

ウイスキーは食介助をする前に、ウイスキーはグラスに氷を入れて氷とグラスがぶつかることで奏でる「カラカラ」という音を聞かせてあげてください。きっと気分も上がります。

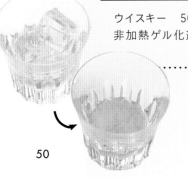

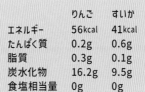
すいかのジュレ
りんごのジュレ

生のフレッシュ感いっぱい
果物のジュレ

材料（1人分）所要時間 10 分

りんご（すいか）	100g
非加熱ゲル化剤	1g
レモン汁	小さじ 1

1 りんご（or すいか）はおろし金で
すりおろし、非加熱ゲル化剤を
加え、よく混ぜる。

	りんご	すいか
エネルギー	56kcal	41kcal
たんぱく質	0.2g	0.6g
脂質	0.3g	0.1g
炭水化物	16.2g	9.5g
食塩相当量	0g	0g

果物は水分の多いものや酸味のあるものなどさまざまです。生の果物をミキサーにかけると水分と実の部分が分離し、離水の状態になり、非常に誤嚥しやすい食形態になります。そのため水分と果実が一体になり、離水状態にしないため非加熱ゲル化剤を使っています。非加熱ゲル化剤を加えることで、ツルンとしたジュレ状になり、食べやすい食形態になります。果物は酸味がありますので、非加熱ゲル化剤が膨潤するまで最低 5 分程度お待ちください。

とってもなめらか
こしあんの 生クリームプラス

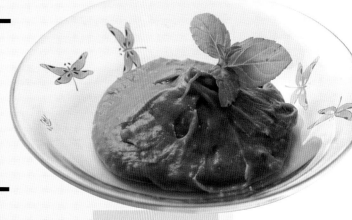

材料（1人分）所要時間 10 分

こしあん	50g
生クリーム	大さじ 1
非加熱ゲル化剤	0.2g

1 こしあん・生クリーム・
非加熱ゲル化剤を加え、
よく混ぜる。

エネルギー	134kcal
たんぱく質	5.2g
脂質	6.8g
炭水化物	14.5g
食塩相当量	0g

あんこは男性女性を問わず、お好きな方が多い食品です。こしあんは小豆の皮がないためそれだけでミキサー食 (嚥下調整食コード 2-2) として使えますが、生クリームを加えることで更になめらかになり、食べやすく、エネルギー量も増えます。もっとやわらかいほうが良ければ生クリームの量を増やして下さい。とても簡単にできるので、おやつにぴったりです。

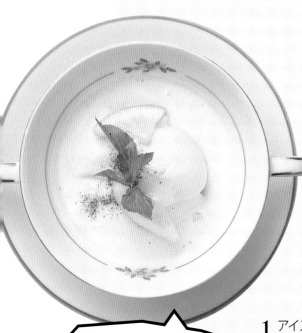

ほんのり甘じょっぱい
塩麹アイスクリーム

材料（1人分） 所要時間30分

バニラアイス	100g	黒こしょう	少々
塩麹	5g	ミント葉	0.1g
レモン	3g		

1 アイスクリームはボールに移し、室温に置き、少しやわらかくする。

2 1に塩麹を入れ、スプーンでむらなく混ぜたら冷凍庫に入れ、30分以上置く。

3 2のアイスクリームをよく冷やした器に盛り、レモンスライス、ミントの葉を添える。

4 黒こしょうをアイスクリームにふりかける。

最後に黒こしょう、オリーブ油（MCT油）をかけると栄養価が高くなり、さらにおいしくいただけます。

エネルギー	226kcal
たんぱく質	3.3g
脂質	0.0g
炭水化物	2.0g
食塩相当量	0.7g

安心して食べられる
溶けないアイス

材料（1人分） 所要時間10分

アイスクリーム（バニラ）	1個（110ml）
非加熱ゲル化剤	1g

お好みでコーヒーソースなどをかけても◎

1 アイスクリームが溶けかかった段階で、非加熱ゲル化剤を加え、よく混ぜる。5分から10分程度すると非加熱ゲル化剤が膨潤する。
＊溶けすぎた場合は冷凍庫に戻す。アイスクリームは乳脂肪が多いため、非加熱ゲル化剤が膨潤するまで5分程度の時間がかかる。

	基本	果物缶詰付
エネルギー	205kcal	290kcal
たんぱく質	4.5g	5g
脂質	9.2g	9.3g
炭水化物	26.7g	47.3g
食塩相当量	0.3g	0.3g

アレンジメニュー（果物缶詰付）

缶詰の果物をハンドブレンダー、またはフードプロセッサーにかけ、非加熱ゲル化剤を加え再度回し、非加熱ゲル化剤を加えたアイスクリームにかける。

アイスクリームは溶けると液状になり、喉に流れ誤嚥のリスクが高くなります。そのため液状で流れないように非加熱ゲル化剤を加えています。果物の缶詰は買い置きできるので、ミキサーにかけると味のバリエーションが楽しめます。アイスクリームと果物の缶詰のをミキサーにしたものは、一緒に食べる場合は硬さが違うと食べにくいので、果物の缶詰のミキサーにしたものにも、非加熱ゲル化剤を加え、同じ硬さにしています。

生果物のような

桃のコンポート

材料（1人分）所要時間30分

桃	1個
水	100ml
レモン（レモン汁）	1枚
砂糖	30g

エネルギー	192kcal
たんぱく質	1.2g
脂質	0.2g
炭水化物	49.7g
食塩相当量	0g

1 桃の皮をむく。

2 ポリエチレン袋（シャカシャカのビニール袋 or ジップロック袋）に水・砂糖・レモンを加え、1の桃を入れ、できるだけ中の空気を除き、袋をしっかりと結ぶ。

3 炊飯器にビニール袋がしっかりつかる程度の湯（70度程度）を加え、保温にスイッチする。

4 保温の温度（70度）になったら20～30分保温する。

果物のコンポートは電子レンジで加熱することで簡単にできます。しかし果物の「生の食感」がなくなります。できるだけ果物の生の食感を残し、食べやすいやわらかさにするため、低温調理でのコンポートを考えました。低温調理は電気炊飯器の保温機能を使うことで簡単にできますので、ぜひチャレンジしてください。

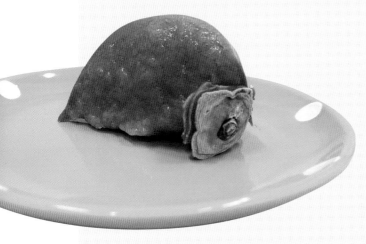

季節感たっぷり

柿のゼリー

1 柿は皮をむき、一口大に切る。皮とへたは盛り付けの際に使用するため、残しておく。

2 柿の実の部分はミキサーにかけ、なめらかになったら非加熱ゲル化剤を加え、さらに1分程度ミキサーにかける。

3 盛り付けの際、皮やへたを使い、柿のゼリーを盛り付ける。

材料（1人分）所要時間10分

柿	1/2個
非加熱ゲル化剤	小さじ1/2

エネルギー	52kcal
たんぱく質	0.3g
脂質	0.2g
炭水化物	13g
食塩相当量	0g

おわりに

日本在宅栄養管理学会　副理事長 **中村育子**

　在宅訪問栄養食事指導を行っていて、人生の最終段階の在宅患者さんとの別れは、とてもつらいものです。人生の最終段階になると摂食嚥下機能の低下、認知機能の低下、疾病の重症化により、経口摂取が困難になる場合が多いです。しかし、私たち在宅訪問管理栄養士は、最期までおいしく経口摂取できるよう最善の工夫を行って、最期の食事をご本人・ご家族にとってかけがえのない思い出にすることができます。

　本書は、終末期の食支援の経験豊富な在宅訪問管理栄養士がメニューを作成しており、最終段階に出現する症状別に項目が作成されています。項目は1．食欲不振、2．吐気・嘔吐、3．口内炎・お口のトラブル、4．飲み込みにくさ、5．腹部膨満感、6．便秘・下痢、7．味覚・嗅覚の異常、8．呼吸苦、そして最後は食事をおいしく楽しむためのお楽しみとなっています。

　家族が用意した食事をおいしく食べられることは、本人にとってかけがえのない希望になります。最期まで経口摂取でおいしく食事を食べられるために、在宅訪問管理栄養士は経験と知識と技術で食支援を行います。

　今後ますます高齢者数は増加していきますので、わが国は多くの高齢者の方が亡くなっていく多死社会となります。こうしたことから、人生の最終段階を迎えた高齢者にとって、このレシピ集と在宅訪問管理栄養士へのニーズはいっそう高まっていくと考えます。在宅訪問管理栄養士は人生の最終段階の高齢者の食を支え、満足感に貢献する存在になるでしょう。

　このメニューBOOKを多くの方に見ていただき、活用していただければと思います。食にお困りのことがあれば、ぜひ管理栄養士にご相談ください。

執筆者一覧

執筆者	所属	執筆分担
前田 佳予子	日本在宅栄養管理学会　理事長 武庫川女子大学 食物栄養科学部食物栄養学科　教授	はじめに ／ 01 食欲不振 ／ 09 お楽しみ
中村 育子	日本在宅栄養管理学会　副理事長 名寄市立大学 保健福祉部　栄養学科　准教授	おわりに
田中 弥生	日本在宅栄養管理学会 学術・研究事業委員会　委員長 関東学院大学 栄養学部管理栄養学科　教授	全体監修
小川 豊美	株式会社とよみ　代表取締役	03 口内炎・お口のトラブル
塩野﨑 淳子	医療法人豊生会 むらた日帰り外科手術クリニック	看取りとは ／ この本の使い方 ／ 訪問栄養指導の制度と活用の方法 ／ 食事作りのポイント ／ 07 味覚・嗅覚の異常
髙﨑 美幸	特定医療法人財団松圓会 東葛クリニック病院	07 味覚・嗅覚の異常 ／ 08 呼吸苦
馬場 正美	武庫川女子大学 食物栄養科学部食物栄養学科　講師	02 吐き気・嘔吐
古川 美和	活水女子大学健康生活学部 食生活学科准教授	看取りとは ／ この本の使い方 ／ 訪問栄養指導の制度と活用の方法 ／ 食事作りのポイント ／ 08 呼吸苦
前田 玲	社会医療法人恵和会 帯広中央病院　栄養科　主任	05 腹部膨満感 ／ 06 便秘・下痢
松岡 和子	医療法人田谷会　田谷泌尿器科医院 管理栄養士	01 食欲不振
水島 美保	機能強化型認定栄養ケア・ステーション 在宅栄養もぐもぐ大阪　代表	09 お楽しみ
本川 佳子	東京都健康長寿医療センター　研究員	編集協力
森 茂雄	愛知県厚生農業協同組合連合会 豊田厚生病院　栄養管理室　課長	04 飲み込みにくさ

人生の最期まで食事を楽しめるレシピ集

2024 年 1 月 22 日　第 1 刷発行

監　　　修　一般社団法人日本在宅栄養管理学会
発 行 者　大塚忠義
発 行 所　学際企画株式会社

　　　　　　〒 171-0031 東京都豊島区目白 2 丁目 5-24
　　　　　　TEL 03-3981-7281　FAX 03-3981-7284
　　　　　　URL https://www.gakusai.co.jp/

制　　　作　株式会社メディア・ケアプラス
デ ザ イ ン　ヒナタラボデザイン事務所（表紙・本文）
印刷・製本　日本ハイコム株式会社